连续性血液净化
操 作 规 程

主 编 付荣国 张 凌

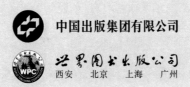

中国出版集团有限公司

世界图书出版公司
西安 北京 上海 广州

图书在版编目（CIP）数据

连续性血液净化操作规程/付荣国,张凌主编.
西安:世界图书出版西安有限公司,2024.12. -- ISBN
978-7-5232-1764-1

Ⅰ. R459.5-65

中国国家版本馆 CIP 数据核字第 2024W2T640 号

书　　名	**连续性血液净化操作规程**	
	LIANXUXING XUEYE JINGHUA CAOZUO GUICHENG	
主　　编	付荣国　张　凌	
策划编辑	马可为	
责任编辑	张　丹　李　鑫	
装帧设计	新纪元文化传播	
出版发行	**世界图书出版西安有限公司**	
地　　址	西安市雁塔区曲江新区汇新路 355 号	
邮　　编	710061	
电　　话	029-87214941　029-87233647（市场营销部）	
	029-87234767（总编室）	
网　　址	http://www.wpcxa.com	
邮　　箱	xast@wpcxa.com	
经　　销	新华书店	
印　　刷	西安市建明工贸有限责任公司	
开　　本	880mm×1230mm　　1/32	
印　　张	6.5	
字　　数	200 千字	
版次印次	2024 年 12 月第 1 版　2024 年 12 月第 1 次印刷	
国际书号	ISBN 978-7-5232-1764-1	
定　　价	68.00 元	

医学投稿　xastyx@163.com　‖　029-87279745　029-87285296
☆如有印装错误，请寄回本公司更换☆

罗朋立　青海大学附属医院肾病内科
赵　莉　西安交通大学第二附属医院肾病科
赵　鹏　西安交通大学第二附属医院肾病科
赵双平　中南大学湘雅医院重症医学科
赵宇亮　四川大学华西医院肾脏内科
袁江红　铜川市人民医院肾脏风湿科
贾利宁　西安交通大学第二附属医院肾病科
贾晓黎　西安交通大学第二附属医院感染科
高　洁　西安交通大学第二附属医院肾病科
韩　锦　西安交通大学第二附属医院肾病科
魏士卓　西安交通大学第二附属医院肾病科
魏琳婷　西安交通大学第二附属医院肾病科

学术秘书　张亚妮　西安交通大学第二附属医院肾病科

序
Preface

随着我国医疗事业的发展和人民生活水平的提高,血液净化治疗的需求也在快速增加。连续性肾脏替代治疗(continuous renal replacement therapy, CRRT)是救治急危重症患者的重要技术。规范其操作流程、提高其安全性和有效性,是急危重症患者救治成功的重要保障。西安交通大学第二附属医院泌尿肾脏病院作为陕西省中西医结合学会重症肾脏病与血液净化专业委员会的主委单位,主动承担了整理并制定CRRT质量控制标准的责任,并积极做好推广标准、跟踪评价等工作。

陕西省中西医结合学会重症肾脏病与血液净化专业委员会组织相关领域的专家,编写了这本《连续性血液净化操作规程》,用于指导临床。全书内容丰富,图文并茂,言简意赅,内容广泛参考国际与国内最新的指南、共识和临床研究,整合了领域内专家的经验,将CRRT技术在临床中的应用进行了系统地梳理和总结。从CRRT技术相关核心制度、操作规程,到血管通路的建立与维护、抗凝剂的使用与监测、血液净化模式的选择与调整、并发症的预防与处理以及CRRT的质量控制都进行了阐述,是一部可供临床一线工作人员参考的实用性很强的操作指南,具有很好的临床指导意义。

陕西省中西医结合学会会长

前 言
Foreword

连续性肾脏替代治疗（continuous renal replacement therapy, CRRT），是一组体外血液净化治疗技术，是所有连续、缓慢清除水分和溶质治疗方式的总称。传统 CRRT 应持续治疗 24 h 以上，但临床使用时可灵活调整治疗时间。CRRT 的历史可以追溯到 20 世纪 70 年代，由德国人 Peter Kramer 首次提出并实施，1995 年首届国际 CRRT 会议统一了 CRRT 系列技术的命名。随着 CRRT 技术的发展，其被广泛应用于各种危重症患者的救治中，逐渐从单纯的肾脏替代治疗发展为多器官功能支持，因此命名为连续性血液净化（continuous blood purification, CBP）更为合适。但由于广大同行在临床工作中对 CRRT 这一名称的熟识和认可度，本书中仍然沿用"CRRT"这一名称。

CRRT 包括一系列技术，如连续性静脉－静脉血液滤过（CVVH）、连续性静脉－静脉血液透析滤过（CVVHDF）、连续性静脉－静脉血液透析（CVVHD）及缓慢连续性超滤（SCUF）、连续性血浆滤过吸附（CPFA）等，也可联合血浆置换（PE）、双重血浆置换（DFPP）、血液灌流（HP）、胆红素吸附、血脂吸附、内毒素吸附、体外膜肺氧合（ECMO）、体外二氧化碳去除及人工肝技术等进行组合式 CRRT。近年来，随着医疗水平的不断提高，急、危、重症患者临床救治中使用 CRRT 技术越来越多。为加强 CRRT 技术的临床管理，规范其临床应用，并提高卫生技术队伍整体素质，规范医务人员技术操作，陕西省中西医结合学会重症肾脏病与血液净化专业委员会组织专家，依据国家卫生健康委员会对 CRRT 技术的管理要求，《陕西省卫生健康委办公室关于印发陕西省限制类技术目录（2024年版）的通知》（陕卫办医发〔2024〕14 号）的要求，参考《血液净化标准操作规程（2021 版）》、2012 年改善全球肾脏病预后组织（Kidney Disease: Improving Global Outcomes, KDIGO）发布的急性肾损伤（AKI）临床实践指南、2022 版《连续性肾脏替代治疗的抗凝管理指南》、2021 版《连续性血液净化治疗新生儿急性肾损伤专家共识》和《重症血液净化血管通路的建立与应用中国专家共识（2023）》，编写此《连续性血液净化操作规程》。同时，腹膜透析作为血液净化技术的重要组成部分，在急性肾损伤及相关危重症救治中发挥着重要作用，近年来也得到广大同行的认可，因此，在本书中专门增加相关章节详细介绍腹膜透析技术在危重患者中的应用。随着我国重症肾脏救治体系的建设和血液透析质量的持续改进，长期维持性血液透析患者出现病情加重行 CRRT 的概率增加，因此本书中也增加了以内瘘和半永久置管作为血管通路的相关操作事项。

在编写《连续性血液净化操作规程》的过程中，编者组参阅了国内外相关指南及专家共识，总结了许多患者救治中的点点滴滴，同时邀请了呼吸科、感染科等专科重症的同仁共同参与，在此深表感谢。本操作规程基于现有证据并结合临床实践，旨在为临床 CRRT 操作提供基本指导。虽经过多次讨论及修改，也难免存在不足之处；许多内容尚需更多的临床实践和临床研究支持，并逐步完善。随着危重医学及血液净化技术的发展，连续性血液净化技术在危重患者的救治中必将发挥越来越重要的作用，希望本操作规程能够为规范 CRRT 技术的临床应用发挥积极作用，并指导更多高质量临床技术的开展。

西安交通大学第二附属医院泌尿肾脏病院副院长

陕西省医学会肾脏病学分会候任主任委员

陕西省中西医结合学会重症肾脏病与血液净化专业委员会主任委员

2024 年 8 月

目 录
Contents

第一章
CRRT 技术管理办法

连续性血液净化（即连续性肾脏替代治疗，简称 CRRT 或 CKRT）技术属于限制级技术。为了规范化管理 CRRT 技术操作，建立更加科学、快捷的 CRRT 技术应用平台和临床操作模式，方便临床各科室之间的工作协调，制定有关 CRRT 技术管理流程。

（1）医院资质：建议应在二级以上综合性医院或肾脏病专科医院进行。

（2）人员资质：CRRT 技术操作应由经过血液净化技术培训的肾脏病学或重症医学专业医生和护士完成。

（3）质量控制：开展 CRRT 技术的科室及医疗机构应严格按照 CRRT 质量控制操作规程，定期汇总、评估、上报开展的病例，并进行临床应用能力评价，包括病例选择、技术生存率、患者生存率及生存质量、相关感染发生率、医疗事故发生情况等，保障医疗质量和医疗安全。

（4）应向患者及家属说明治疗的必要性及可能出现的并发症、相关费用等，征得同意并签字后方可进行。

（5）严格遵守 CRRT 技术操作规范和临床诊疗指南。根据患者病情、可选择的治疗模式、患者经济承受能力等因素综合确定治疗方案，因病施治，合理治疗，严格掌握 CRRT 技术适应证。

（6）建立 CRRT 技术耗材、药品登记制度，保证耗材药品来源可追溯。禁止违反《中华人民共和国药品管理法》或违规使用与 CRRT 技术无关的诊疗耗材和药品。

（7）CRRT 技术使用的设备、耗材，应当有国家药品监督管理局批准文号，并由医院统一招标采购，科室及个人严禁私自采购使用。

（8）CRRT 技术使用的血滤器、灌流器、管路、深静脉留置导管、腹膜透析导管、外接短管等均为一次性耗材，严禁重复使用。

第二章
CRRT 技术相关核心制度

第一节　感染控制制度

防止交叉感染，特别是病毒性疾病、梅毒、艾滋病等感染性疾病在急危重症患者中的传播，达到预防和控制感染性疾病传播的目的。

（1）治疗前常规化验肝炎系列＋人类免疫缺陷病毒（HIV）＋梅毒螺旋体（TP）。

（2）应在 CRRT 操作准备区域内设置医务人员手卫生设备：水池、非手触式水龙头、消毒洗手液、速干手消毒剂、干手物品或设备等。

（3）应配备足够的个人防护设备，如手套、口罩、帽子、工作服等，必要时配备隔离衣、防护眼镜；进入工作区，应先洗手，按工作要求穿戴个人防护设备。

（4）医务人员操作中应严格遵循无菌操作原则。

（5）护士按治疗需要在治疗室准备治疗物品，并将所需物品放入治疗车；带入治疗单元的物品应为治疗必需且符合清洁或消毒要求，进入治疗单元的物品不得逆流。治疗车不能在传染区（隔离区）和非传染区（非隔离区）交叉使用。

（6）不能将传染区患者的物品带入非传染区。

（7）多个患者同时进行 CRRT，必须执行一人一针一管一用一带一消毒。

（8）CRRT 的血滤器和管路均属一次性物品，严格执行国家药品监督管理局关于一次性使用物品的相关制度，不得复用。

（9）医疗污物或医疗废物处理按国家《消毒技术规范》规定执行。

（10）治疗单元应光线充足、通风良好，操作期间减少人员走动。

（11）重复使用的仪器设备（如 CRRT 机、输液泵、微量泵等）应每台次或每日常规清洁消毒 1 次，推荐用 500 mg/L 有效氯擦拭，遇血液等体液污染时应及时清洁消毒。治疗结束后，应进行清洁消毒。

第二节　手卫生制度

（1）医务人员严格掌握手卫生时机，即接触患者前后、无菌操作前、接触患者周围物品后、接触暴露患者体液风险后应洗手或用速干手消毒剂消毒双手。

（2）医务人员在接触患者或治疗单元内可能被污染的物体表面时应戴手套，离开治疗单元时，应脱下手套并洗手。

（3）医务人员在进行深静脉置管及护理、内瘘穿刺、注射药物、采血、处理血标本、清洁或消毒设备等 CRRT 相关操作前后，应洗手或用速干手消毒剂消毒双手，操作时应戴口罩、帽子和手套。

（4）以下情况应强调洗手或用速干手消毒剂消毒双手：脱去个人防护装备后；开始操作前或结束操作后；从同一患者污染部位移动到清洁部位时；接触患者黏膜、破损皮肤及伤口前后；接触患者血液、体液、分泌物、排泄物、伤口敷料后；触摸被污染的物品后。

（5）戴手套不能代替手卫生，戴手套前和脱手套后应进行手卫生。

第三节　临床医用耗材的管理与登记制度

行 CRRT 的科室常需临时储备置换液、滤器、管路等耗材，科室需根据《医疗器械使用质量监督管理办法》《仓库防火安全管理规则》等法规，结合实际情况管理医用耗材。

（1）科室临时储备的医用耗材由护士长或指定专人负责管理。

（2）一次性无菌医用耗材应集中存放在通风、干燥、清洁、温湿度适宜的环境。应严格按照《医院感染管理办法》相关要求管理，不应与污染物品同室存放。

（3）所使用的医疗器械、耗材实行分类储存、分类管理。在库的医疗器械、耗材应按产品类别、用途、批号等分区、分类、分批存放，货位整齐。医用耗材摆放要求离地 12~20 cm，离墙 5 cm。

（4）耗材均应设置明显的标志和卡片。所有高值耗材均应粘贴唯一追溯码，做到一物一码；低值耗材采用一品一码，做到可追溯。

（5）常用耗材按科室月使用量，合理设定临时储备库存量。常规耗材库存量原则上为 1~2 周用量，专科使用耗材按月计划上报，领取后一般不退库，特殊情况不再使用的耗材应及时与相应科室(国有资产与医学装备管理办公室或消毒供应中心)联系退换，以免过期。

（6）所有耗材接收时应当面点清数目，检查包装是否完好和有效期，如发现短缺或损坏等质量问题，不予接收。

（7）科室耗材原则上不得外借，如在医院内部各科室调剂，应经科室负责人和主管职能部门同意后方可调剂。

（8）储备库医用耗材坚持先进先用原则，并定期清点和检查，确保账物相符。

（9）储备库禁止无关工作人员进入，必须配备消防设备，做好防火、防盗、防潮等工作。

（10）专科耗材使用后必须登记，每日核对二级库与实际存放数量是否相符。

（11）每月底进行清仓盘库并做好登记记录，发生盘盈、盘亏时，应及时报医院国有资产与医学装备管理办公室清仓查库，并说明原因。

（12）严禁违规购置、使用、倒卖、盗卖医用耗材。

第四节　医疗废物处置制度

（1）管理职责：院长作为医疗废物管理的第一责任人，科室负责人为 CRRT 医疗废物规范管理第一责任人，确保医疗废物管理的各项制度落实。

医疗废物管理主管责任部门，负责 CRRT 医疗废物回收、分类收集、运送、暂时贮存、登记、交接等工作流程的管理；负责组织医疗废物流失、泄漏、扩散和意外事故发生时的紧急处理工作；负责运送人员及其职业防护的管理。

护理部为 CRRT 医疗废物管理监督执行部门，负责监督检查医疗废物分类收集、暂时贮存、交接登记制度的落实情况；参与医疗废物流失、泄漏、扩散和意外事故发生时的紧急处理工作。

医院感染控制办公室为 CRRT 医疗废物管理监督和指导部门，负责制定管理制度、应急预案、分类收集清单和流程并监督执行；负责医疗废物处置的技术指导和人员培训；参与医疗废物流失、泄漏、扩散和意外事故发生时的紧急处理工作，负责监督指导现场的规范处理；负责医务人员职业防护安全指导。

（2）根据《医疗废物分类目录（2021 年版）》，对医疗废物实施分类管理。

（3）根据医疗废物的类别，将医疗废物分置于符合《医疗废物专用包装物、容器标准和警示标识规定》的包装物或者容器内。

（4）在处理医疗废物前，对医疗废物包装物或者容器进行认真检查，确保无破损、渗漏和其他缺陷。

（5）行 CRRT 时产生的感染性废物、损伤性废物、药物性废物及化学性废物不能混合收集。少量的药物性废物可以混入感染性废物，在标签上注明。

（6）隔离的传染病患者或者疑似传染病患者行 CRRT 时产生的医疗废物使用双层黄色垃圾袋收集后，用鹅颈结式封口，分层封扎，确保封口严密，并做好标识；在医疗垃圾交接单中单独注明，在离开污染区前对包装袋外表面喷洒 1000 mg/L 含氯消毒剂；经污物通道送至污物处置间，电话联系消毒供应中心工作人员回收。

（7）放入包装物或者容器内的感染性废物、损伤性废物不得取出。

（8）医疗废物达到包装物或容器的 3/4 时，按照要求封口并确保紧实、严密。

（9）包装物或者容器的外表面被感染性废物污染时，对被污染处进行消毒处理或者增加一层包装。

（10）医疗废物的每个包装物、容器外表面须有警示标识和中文标签，内容包括：医疗废物产生地点、产生日期、类别及需要的特别说明等。

（11）医疗废物暂时贮存的时间不得超过 24 h。

（12）废液的管理：①具备污水消毒处理设施并达标排放的医院，处理废液时可以直接在污水处理室（标有废液倾倒/污染区的水池）或者卫生间便池倾倒；②不具备污水消毒处理设施或不能达标排放的医院，处理废液时需遵循《医疗机构水污染物排放标准》的污水排放要求，严格消毒，达到国家规定的排放标准后方可排入污水处理系统；③发生废液溅落/喷溅在机器表面或地面时，应及时处理；④运送至污水处理室之前，应确保废液收集袋完全夹闭，防止泄露，使用专用的运输工具，防止因人力搬运过程中废液收集袋掉落破损，污染清洁或公共区域。

第五节　病例讨论制度

（1）行 CRRT 的危重患者，主管科室可根据病情变化申请病例讨论，邀请包括肾内科在内的相关科室参加。

（2）讨论会应由医疗组长主持，由主管医生报告病史，介绍目前 CRRT 方案、治疗前后病情变化、治疗过程中的并发症、各种检查结果及存在问题，并提出讨论目的和要求。

（3）病例讨论应指定专人详细记录并整理清楚，一式两份，经记录者及主持人签名后，分别归档病历保存及科室留存。CRRT 的病例讨论记录应与其他的病例讨论记录有所区别，应于醒目处标注为接受 CRRT 治疗病历，以便查阅。

（4）若家属或委托人要求了解讨论结果，应由病区或科内指定专人予以解答，解答内容应记录在当日病程中（包括家属或委托人姓名、身份）。

（5）死亡病例讨论：凡曾进行 CRRT 的死亡病例，参与 CRRT

的医护人员应参与讨论，对有纠纷的死亡病例，需及时向医务部报告。

第六节　三级医师查房制度

（1）CRRT 患者的日常查房遵循医院三级医师查房制度。

（2）对重危患者，住院医生应随时观察病情变化并及时处理，必要时可请主治医生、主任医生、科主任查房。由肾病科实施 CRRT 的其他科室患者，在治疗期间，肾病科每周至少参与完成 1 次跨科联合三级查房，共同协商解决患者存在问题。

（3）查房前医护人员要做好准备工作，如病历、影像学资料、各项检查报告等。查房时由经治住院医生汇报病历、CRRT 方案、病情进展，并提出需要解决的问题，上级医生根据病情做必要的检查和分析，给出诊治建议并记入病历。

（4）护士长每周进行 1 次护理查房，重点关注 CRRT 相关护理问题。

（5）对于多脏器衰竭、诊断困难、治疗中出现难以解释的病症、病情未如预期好转的患者，必要时请多学科会诊协助诊治。

第七节　医务人员职业安全管理制度

（1）建立人员健康档案，定期进行健康检查，必要时注射乙肝疫苗。

（2）提供必要的防护用品，包括手卫生设施，合格的防护用品如手套、口罩、帽子等。

（3）CRRT 工作人员在工作中发生被血液污染的锐器刺伤、擦伤等伤害时，应当采取相应的处理措施，并及时报告机构内的相关部门。

（4）定期对工作人员进行职业防护教育，提高职业防护能力和危害处理水平。

（5）操作中应严格遵守医务人员手卫生制度。

（6）处理医疗污物或医疗废物时要戴手套，处理后要洗手。

（7）预防锐器伤的措施：

- 使用后的针头、锐器应放于锐器盒内。
- 禁止用手拿取被污染的针头。
- 禁止双手回套针帽。
- 禁止用手分离使用过的针具和针管。
- 禁止重复使用一次性医疗用品。

（8）发生职业暴露的处理措施：

- 被血液等体液溅洒于皮肤、黏膜表面时，应立即用肥皂液和流动水清洗被污染的皮肤，用 0.9% 氯化钠注射液冲洗被污染的黏膜。
- 发生皮肤黏膜针刺伤、切割伤、咬伤等损伤，应当轻轻由近心端向远心端挤压，避免挤压伤口局部，尽可能挤出损伤处的血液，再用肥皂水和流动水进行冲洗。受伤部位的伤口冲洗后，应当用消毒液进行消毒，并包扎伤口。被接触的黏膜应当反复用 0.9% 氯化钠注射液冲洗干净。

（9）发生职业暴露后的报告流程：发生职业暴露后，应在第一时间报告科主任、护士长，同时报告院感办。处理完后填写《医务人员职业暴露登记表》，交医院感染管理办公室备案。感染办根据暴露人员的具体情况指导相应的预防用药。

第八节　设备日常维护制度

（1）CRRT 机及相关设备要有国家药品监督管理局颁发的注册证、生产许可证等。

（2）为保障设备的正常运行，需每 6 个月对 CRRT 设备各种技术参数进行校对、维护并记录；每 12 个月必须对机器进行技术安全性检查，其维护和维修须由厂家指定的专业工程师来完成，检测和维护内容参见厂家说明书，主要包括外观检查、性能检测、功能检测等，以确保设备的无故障运行。

（3）当 CRRT 使用过程中设置参数如液体流速、脱水量等与实际的治疗参数出现偏差时，须由厂家指定的专业工程师及时进行检测和维修。

（4）本单位专业技师可参与完成日常维护操作，内容包括：检查电源线、滤网及散热风扇，泵门是否正常关闭，泵头是否运转顺滑，机器部件是否松动等；建立独立的运行档案记录，并归档保存技术安全检查结果。但在对机器进行维护操作之前，必须先切断机器的电源供应。

（5）按要求对机器进行清洁消毒及保养，并记录在 CRRT 维护保养记录表（表2-1）中。

（6）如果发生监测器渗漏，应通知工程师进行消毒后方可使用。

（7）机器在待用期间使用防尘罩保护。

表 2-1　连续性肾脏替代治疗（CRRT）维护保养记录表

CRRT 清洁、消毒、保养记录表							
设备编号：			使用科室：				
日 期	清 洁	消 毒	保养内容				记录人
			外观检查	开机状态	附件状态	时间显示	
	□完成 □未完成	□完成 □未完成	□正常 □异常	□正常 □异常	□正常 □异常	□准确 □不准确	
	□完成 □未完成	□完成 □未完成	□正常 □异常	□正常 □异常	□正常 □异常	□准确 □不准确	
	□完成 □未完成	□完成 □未完成	□正常 □异常	□正常 □异常	□正常 □异常	□准确 □不准确	
	□完成 □未完成	□完成 □未完成	□正常 □异常	□正常 □异常	□正常 □异常	□准确 □不准确	
	□完成 □未完成	□完成 □未完成	□正常 □异常	□正常 □异常	□正常 □异常	□准确 □不准确	

第九节　设备清洗和消毒制度

一、清洗与消毒

（1）操作人员应在每次治疗完成后，拆除所有的管路系统，仔细检查每个压力传感器是否清洁，确认无任何异物沾附在表面后，对机器进行全面清洁,防止生理盐水、透析液、置换液等电解质溶液滴落,腐蚀表面或腐蚀压力传感器、漏血传感器、气泡传感器等。

（2）清洁后再使用消毒湿巾或含 500 mg/L 有效氯的消毒擦布,对 CRRT 机器外表面从上到下进行全面的擦拭消毒。

（3）如果血液污染到机器,应立即用 2000 mg/L 含氯消毒剂擦拭消毒,擦拭掉血迹后,再用 500 mg/L 含氯消毒剂擦拭消毒机器外部。

（4）禁止使用化学清洗剂或者化学消毒剂清洗、擦拭机器显示屏。

（5）如果发生液体或污染物渗漏至传感器根部时,应通知工程师更换机器内部传感器,经处理后的 CRRT 机方可再次使用。

二、注意事项

（1）操作人员在对机器的外部表面进行消毒时,所使用消毒剂种类及浓度需按厂家机器说明书进行,了解有关消毒剂产品用途、操作浓度、应用领域以及使用安全性方面等内容。

（2）由于机器控制单元系统中的每个器件都不直接接触患者的血液,所以操作人员不需要对机器内部器件进行消毒操作。

（3）要求治疗环境干燥通风,环境温湿度适宜,温度应保持在 5~40℃,相对湿度应 ≤ 80%,无凝结（不同设备可能要求不同,具体以说明书为准）。

（4）要求电压稳定,供电电源应保持电压为（220±22）V。使用时避免与大型用电设备使用共同线路,最好使用稳压电源。

（5）必须使用合格的一次性原装外周循环管路,保证治疗顺利进行。

第三章
CRRT 技术操作规程

第一节　适应证及禁忌证

一、适应证

1. 肾脏疾病

（1）急性肾损伤：伴血流动力学不稳定和需要持续清除过多水分或毒性物质，如急性肾损伤合并严重电解质紊乱、酸碱平衡紊乱、心力衰竭、肺水肿、脑水肿、急性呼吸窘迫综合征、外科术后、严重感染等。

（2）慢性肾脏病并发症：合并急性肺水肿、尿毒症脑病、尿毒症心肌病、血流动力学不稳定等。

2. 非肾脏疾病

包括慢性心力衰竭、严重容量过负荷、严重的电解质和酸碱平衡紊乱、脓毒血症、药物或毒物中毒、肾综合征出血热、挤压综合征、高胆红素血症、高脂血症、多器官功能障碍综合征（MODS）、感染性休克、急性呼吸窘迫综合征（ARDS）、乳酸酸中毒、急性重症胰腺炎、心肺体外循环手术、肝衰竭肝移植围手术期、肝性脑病、肿瘤溶解综合征、热射病等。

3. 自身免疫性疾病

需要杂合其他如血浆置换、免疫吸附等血液净化技术，包括：重症狼疮性肾炎、血管炎合并肺出血、狼疮性脑炎、自身免疫性脑炎、重症过敏性紫癜、吉兰 – 巴雷综合征、重症皮肌炎、大疱性表皮松解症等。

二、禁忌证

CRRT无绝对禁忌证，但存在以下情况时应慎用：

（1）无法建立合适的血管通路。

（2）对肝素、血滤器和管路等严重过敏者。

（3）明显躁动、不能配合治疗者。

（4）低血压。

（5）严重凝血功能障碍或血小板低下的患者。

第二节　基本原理

在CRRT溶质转运的机制中，常见的溶质清除模式有弥散、对流和吸附。对流和弥散是溶质清除的主要方式，目前由于膜材料的改进，吸附清除也成为CRRT溶质清除的重要方式。

一、对　流

对流是溶质与溶剂同时随超滤跨半透膜的转运方式。在跨膜压（TMP）作用下，液体从压力高的一侧通过半透膜向压力低的一侧移动，液体中的溶质也随之通过半透膜，转运速率与跨膜压梯度呈正相关。

二、弥　散

弥散指溶质以化学浓度梯度作为驱动力的跨半透膜转运方式，溶质分子总是从高浓度侧向低浓度侧运动，半透膜两侧的物质有达到相同浓度的趋势，最终达到平衡。清除率与分子大小、膜孔通透性及膜两侧物质浓度差有关。

在CRRT系统中，如连续性静脉–静脉血液透析（CVVHD），当透析液流量较低（< 35 mL/min）和血流量较高时（150~200 mL/min），弥散清除率与透析液流量呈线性关系，如尿素氮、肌酐及尿酸这些小分子物质的弥散清除率。但溶质分子量越大，这种线性关系越差，因此，如果CRRT以单纯弥散模式操作，对细胞因子、补体、多肽和某些前列腺素及血小板活化因子等清除率低。

三、弥散和对流结合

血液净化治疗中，除了单纯的弥散或对流模式，实际应用中多为两者的结合。弥散与对流之间的相互作用比较复杂，在一定条件下可以影响总清除率。一般认为，弥散对小分子溶质的清除效果比对流好，而对流则比弥散清除中大分子溶质效果好。滤器膜性能的不断发展，各种高通量滤过膜超滤系数大，可通过增大超滤率而增加清除率，从而满意地控制氮质血症。CRRT 方式的改进，如连续性静脉–静脉血液透析滤过（CVVHDF）、连续性高流量血液透析（CHFD）等方式都能结合对流和弥散的优点，对大、中、小分子溶质均可满意清除。

四、超　滤

水分的清除是 CRRT 进行容量管理的重要目标，主要通过超滤进行。超滤是在 TMP 的作用下进行的，超滤率是单位时间内通过滤器的液体量。超滤时，不同溶质从血液侧通过透析膜的速率不同，其取决于膜的筛选系数、膜孔径、溶质分子大小及膜的选择通透性。

五、吸　附

吸附作用为溶质被吸着在滤器膜的表面，是除弥散、对流外的第三种溶质清除方式。但吸附具有特异性，吸附能力取决于溶质与膜的化学亲和力及膜的吸附面积。膜的疏水性越强，吸附能力越强。吸附过程主要在滤器膜的小孔中进行。大多数合成膜材料由高度疏水性物质（聚砜、聚酰胺等）组成，对带电荷的多肽、毒素、细胞因子等吸附能力增强。例如 PAN/AN69 膜可吸附白蛋白、补体、白介素–1（IL–1）炎性介质、溶菌酶等。滤器膜对补体成分的吸附清除，可避免补体激活，提高了滤器生物相容性。同时对炎症介质及细胞因子的吸附清除，可改善机体的过度炎症反应，广泛应用于合并或不合并急性肾功能衰竭的 MODS、ARDS、脓毒症的治疗。将多黏菌素 B/ 葡萄球菌 A 蛋白标记到膜上，可增加对内毒素、免疫球蛋白 G（IgG）及细胞因子的吸附清除。活性炭及吸附树脂可增加对蛋白结合毒素的清除。

第三节 技术装置

CRRT 的成功实施需要以下技术装置：CRRT 机器、血管通路、置换液 / 透析液、血滤器（包括组合式 CRRT 所需的灌流器、血浆分离器、免疫吸附柱等）、体外循环管路以及治疗过程中的辅助设施，如心电监护仪、微量泵、输液泵、除颤仪、血气分析仪、B 超机等。各技术装置的具体介绍参照相关章节。

滤器作为实现 CRRT 治疗效果的核心部件一直是研究的重点，临床也十分需要更高性能的滤器来提高 CRRT 的治疗效能。以下我们就对 CRRT 滤器进行简要介绍。

一、滤器的分类

根据滤器膜材料的不同可以分为以下 3 类。①未修饰的纤维素膜：铜仿膜、尼龙铜胺膜；②修饰性 / 再生纤维素膜：血仿膜、三醋酸纤维素膜；③合成膜：聚砜膜、聚酰胺膜、聚醚砜膜、聚碳酸酯膜、聚丙烯腈膜、聚甲基丙烯酸甲酯膜。这 3 类滤器膜的不同主要体现在生物相容性上。所有滤过膜都会引起一定程度的血液成分的激活，即生物不相容性。早期的铜仿膜或者未修饰纤维素膜生物相容性很差，容易引起补体激活、炎症因子释放、氧化应激等，临床上表现为急性低血压、血管舒张、白细胞下降、缺氧及发热等。近年来，修饰性纤维素膜及聚丙烯腈、聚砜等合成膜被陆续开发出来，这些生物相容性好的膜引起较少的补体和细胞因子激活，减少氧化应激。

根据滤器滤过膜的孔径大小一般将其分为高通量膜和低通量膜。尽管滤过膜对大分子的清除率和超滤率并不完全平行，但通常大孔径滤过膜还是被称为高通量膜，小孔径的滤过膜被称为低通量膜。高通量滤过膜平均孔径为 2.9 nm，最大直径为 3.5 nm，低通量滤过膜平均孔径为 1.3 nm，最大直径为 2.5 nm。其实目前对于高通量的定义还未统一，一般认为高通量要求膜超滤系数 Kuf > 20 mL /（h·mmHg），尿素清除率 > 200 mL/L。结合 CRRT 的治疗目的，需要高通量透析器才能满足 CRRT 临床所需（表 3–1）。

表 3-1 CRRT 滤器关键参数

关键参数	CRRT 滤器	低通透析器
超滤系数（Kuf）	> 20 mL/（h·mmHg）	< 10 mL/（h·mmHg）
尿素清除率	> 200 mL/L	—
筛选系数	> 0.6	较低
β2MG 清除率	> 20 mL/min	< 10 mL/min
滤器内纤维直径	≥ 200 μm	较短
生物相容性	更好	较差

CRRT：连续性肾脏替代治疗；β2MG：β2 微球蛋白

二、滤器的选择

CRRT 滤器的选择其实是围绕着两个最核心的参数——溶质的清除能力及生物相容性。《血液净化标准操作规程（2021 版）》中已明确规定建议根据治疗方式选择血滤器，通常采用高生物相容性血滤器。因此我们认为在滤器选择方面应坚持两个基本原则：①结合患者临床情况，权衡滤器的溶质清除能力和生物相容性，以达到适合患者的最佳平衡；②尽量选择生物相容性高的滤器。KDIGO 的急性肾损伤（AKI）临床实践指南也提出，建议在 AKI 患者的间歇性血液透析（IHD）治疗及 CRRT 治疗中选择生物相容性滤器（推荐等级 2C）。

广义的生物相容性指膜材料与生物体的接触不会带来任何不良反应，我们一般把不会引起宿主明显不良反应，即无毒性、无过敏或炎症反应、无血栓形成、无血细胞破坏、无血小板破坏和激活、不激活补体和凝血系统的材料称为生物相容性好的材料。一般体外循环通路的生物相容性包括以下几个方面：①蛋白 - 膜反应；②细胞吸附和活化；③有害成分的浸出和通路材料的散裂。另外，血流经滤器的剪切力同样可能激活血细胞。生物相容性差，会直接引起膜表面蛋白吸附，导致凝血，进而跨膜压（TMP）升高，引起报警或破膜。近年来，修饰性纤维素膜及聚丙烯腈、聚砜等合成膜已经被开发出来，这些膜不仅生物相容性高，而且其孔径大，对水的通透性及超滤率高，对中大分子毒素的清除率更高。

三、CRRT 滤器的特点

普通血液透析和 CRRT 在血液净化治疗中发挥不同的作用，同时也需要针对特定临床需求进行不同的设计和优化。一般来说，对于普通血液透析，理想的透析器要求最大限度地模拟肾脏的功能并具有很好的生物相容性，而对于 CRRT 使用的滤器，因为其临床应用的复杂性所以对其提出了更高的要求。在《血液净化标准操作规程（2021 版）》中已明确规定根据治疗方式选择血滤器，通常采用高生物相容性血滤器。同样，为保证超滤和溶质清除效果，CRRT 滤过器需要具有较高的超滤系数及溶质清除能力。

CRRT 使用的血液滤过器是从间歇性血液透析使用的透析器发展而来的。CRRT 主要用于急性肾损伤（AKI）和其他危重症患者，不仅要清除小分子废物，还要清除中大分子毒素，如炎症介质和内毒素，以提供多器官功能支持。并且 CRRT 常需连续治疗 24 h 至数天，可以减少间歇性血液透析期间血流动力学不稳定的风险。连续治疗模式可以进行连续血液滤过，通过对流清除溶质；或持续血液透析，主要通过弥散清除溶质；或连续血液透析滤过，结合弥散和对流清除溶质。

第四节　置换液成分及配置

CRRT 置换液必须为无菌、无热源的高质量液体，要求内毒素 < 0.03 EU/mL、细菌数 < 1×10^{-6} CFU/mL，其电解质成分接近人体细胞外液成分，根据需要调节电解质和碱基。既往多采用手工配置置换液，必须在相对无菌的环境下进行无菌操作，且建立相应的置换液质量保障程序以及 CRRT 期间的安全监测规程，尤其在置换液中添加药物时，容易造成错配和污染。如果患者在 CRRT 治疗过程中突然出现原因不明的寒战、抽搐及高热等情况，在排除其他原因后，需考虑置换液污染的可能，应立即更换置换液，并对疑似污染的置换液进行细菌学检测。也有机构采用血液透析滤过机在线生产的 Online 置换液，但需现配现用。

目前国内已有商品化的置换液,《血液净化标准操作规程（2021版）》推荐商品化置换液作为治疗首选。三种置换液特点见表 3-2。

表 3-2　三种置换液特点

	手工配置置换液	Online 置换液	商品化置换液
个体化配置	容易	较难	较易
细菌学质量	影响因素较多	较优	优
溶质稳定性	影响因素较多	优	优
酸碱电解质调节	方便	不易调节	方便
保存时间	24 h 内 / 现配现用	24 h 内	12~24 个月

一、置换液的基本成分

置换液的电解质成分是影响 CRRT 治疗患者内环境的主要因素。为改善患者的内环境,置换液的溶质配方原则上要求与生理浓度相符。置换液中的溶质成分主要包括钠、钾、氯、碱基、钙、镁及葡萄糖。

（1）钠。置换液中钠离子浓度波动较小,一般要求与生理浓度相似,为 135~145 mmol/L。然而,患者合并严重高钠血症或者低钠血症时,常需根据患者的血钠水平调整置换液中钠离子的浓度,避免血液中钠离子浓度快速波动对机体带来损害。

（2）钾。现有商品化置换液中的钾离子浓度为 0,CRRT 中常需根据患者病情进行调整。但应注意的是,在使用较高或较低钾浓度置换液,尤其是在 CRRT 时同时有输血,则应严密监测钾离子水平,尽快使钾离子水平达到生理范围。

（3）氯。氯离子在置换液中的浓度相对恒定,一般控制在 103~110 mmol/L。

（4）碱基。目前临床常用的置换液碱基主要包括碳酸氢盐及乳酸盐两类。由于乳酸在肝功能衰竭、循环衰竭及严重低氧血症时代谢不充分会对患者带来治疗风险,因此多器官功能障碍综合征及脓毒症伴乳酸酸中毒,或合并肝功能障碍者不宜用乳酸盐。目前临床推荐采用碳酸氢盐为置换液的基础碱基成分。当采用枸橼酸抗凝时,枸橼酸则成为置换液的主要碱基成分,其在体内可代谢为碳酸氢盐。

（5）钙。国内商品化置换液的钙离子浓度为 1.5 mmol/L，手工配置的置换液钙离子浓度波动在 1.25~1.75 mmol/L 之间。在使用枸橼酸抗凝时，可手工配置不含钙离子的置换液，钙离子由单独的通道另行补充。

（6）镁。置换液中镁离子的浓度一般控制在 0.5~0.75 mmol/L。

（7）磷。目前国内使用的均为无磷置换液，但 CRRT 治疗过程中出现的低磷血症问题越来越引起重视，并有研究发现低磷血症与预后不佳呈正相关。血浆磷浓度为 1.0~1.5 mmol/L，但由于部分磷和血浆蛋白结合形成复合物，可滤过的离子状态磷浓度实际为 0.9~1.0 mmol/L，因此推荐置换液的磷浓度为 0.7~1.0 mmol/L。

（8）葡萄糖。早期手工配置的置换液含糖浓度较高，治疗时患者常出现难以控制的高血糖。目前配方有所改进，推荐使用的商品化置换液或配置的置换液中葡萄糖的浓度应控制在 5~12 mmol/L。

二、置换液的常用配置

1. 改良的 Port 配方，总量为 4250 mL

A 液：0.9%NaCl 3000 mL + 5% 葡萄糖 170 mL + 注射用水 820 mL + 10%CaCl$_2$ 6.4 mL + 50%MgSO$_4$ 1.6 mL。

B 液：5%NaHCO$_3$ 250 mL。

终浓度：Na$^+$143 mmol/L，Cl$^-$ 116 mmol/L，Ca^{2+}1.4 mmol/L，Mg^{2+} 1.56 mmol/L，葡萄糖 11.8 mmol/L，HCO$_3^-$ 34.9 mmol/L。

2. 商品化置换液，总量为 4250 mL

国内使用的商品化置换液为基础置换液（4000 mL，A 液），离子浓度（不含 NaHCO$_3$）：Na$^+$ 113 mmol/L，Cl$^-$ 118 mmol/L，Ca^{2+} 1.60 mmol/L，Mg^{2+} 0.979 mmol/L，葡萄糖 10.6 mmol/L。根据需要加入 10%KCl，并配备相对应的 NaHCO$_3$（B 液）。置换液的终浓度（4 L A 液 + 250 mL B 液）：pH 7.40，Na$^+$ 141 mmol/L，Cl$^-$ 110 mmol/L，Ca^{2+} 1.5 mmol/L，Mg^{2+} 0.75 mmol/L，葡萄糖 10 mmol/L，HCO$_3^-$ 35.0 mmol/L。

上述两种配方为目前临床最常用的置换液配方，溶质的浓度接近于生理状态，但均未含磷，因此长时间的治疗易伴有低磷血症，需要从外周进行补充。

三、置换液输入方法

置换液输入途径有前、后稀释两种。目前多采用前稀释法，后稀释法虽可节省置换液用量，但当血细胞比容（HCT）＞ 45% 时不能采用，易发生凝血；前稀释法可减少凝血风险，延长滤器使用寿命，但可增加滤器的超滤压力。

第五节　介入时机及撤机指征的选择

一、治疗前患者评估

评估拟行 CRRT 治疗患者的适应证和禁忌证，以保证 CRRT 的有效性及安全性。患者是否需要 CRRT 治疗应由有资质的肾病专科或重症监护室（ICU）医生决定，但最终决定权属于患者或其家属。肾病专科和（或）ICU 医生负责患者的筛选、治疗方案的确定等。

二、CRRT 介入时机

（1）容量负荷过多、对利尿剂无反应、严重电解质紊乱或酸碱平衡紊乱，应立即进行 CRRT。

（2）当患者治疗所需要的代谢及容量需求超过肾脏能力时，考虑进行 CRRT。

（3）对于重症 AKI 患者，根据 2012 年 KDIGO 指南的分期，急性肾损伤进入 2 期时可考虑进行 CRRT 干预。

（4）尿毒症导致器官损伤时（心包炎、脑病、神经系统病变、消化道出血等），考虑开始 CRRT。

（5）对于心脏术后合并容量负荷的 AKI 患者，可考虑 CRRT 的早期干预。

（6）出现无法控制的高热时考虑开始 CRRT。

（7）可以被血液净化清除的药物或毒物，需要清除时可考虑 CRRT 治疗。

三、CRRT 撤机时机

接受 CRRT 治疗的重症患者，何时撤机目前并无定论。2016 年

Viallet 等对影响撤机的因素进行了探索，在其研究中，成功撤机定义为停用 CRRT 后 15 d 仍无须上机。最终对 26 例成功撤机的患者进行分析提示，24 h 尿肌酐是很好的预测脱机的指标，其曲线下面积（AUC）为 0.86，当 24 h 尿肌酐 ≥ 5.2 mmol/L 时，约 84% 的患者可能脱机成功。共识的撤机时机包括：

（1）如果患者生命体征平稳、血流动力学正常、除肾脏之外重要器官功能恢复正常、水电解质和酸碱平衡紊乱以及容量过负荷得以纠正，可以停用 CRRT。

（2）满足上述条件，但肾功能未恢复的患者可以改用间断性肾脏替代治疗（IRRT）。

（3）如果患者尿量可以达到营养治疗等容量负荷且肾功能逐渐恢复，可以暂停肾脏替代治疗。

（4）如果患者肾功能持续未恢复，可以继续血液透析或腹膜透析治疗，直到患者肾功能恢复或长期维持血液透析、腹膜透析治疗。

判断 CRRT 停止治疗时机的流程如图 3-1 所示。

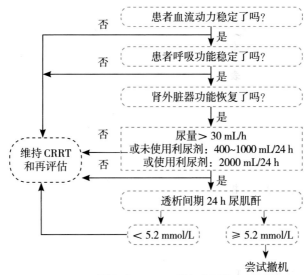

图 3-1 CRRT 撤机流程图

CRRT：连续性肾脏替代治疗

第六节　治疗模式的选择

　　临床上应根据不同病因以及病情严重程度采取相应的 CRRT 模式，并设定相关参数。常用 CRRT 模式包括连续性静脉 – 静脉血液滤过（CVVH）、连续性静脉 – 静脉血液透析（CVVHD）、连续性静脉 – 静脉血液透析滤过（CVVHDF）和缓慢连续性超滤（SCUF）；其中后三种是 CRRT 最为常用的治疗方式，三种模式各具特色，均可作为重症 AKI 的治疗方式。CVVHDF 及 CVVH 对中、大分子的清除具有优势，血流量可达 100~300 mL/min，后稀释法尿素清除率可达 36 L/d，用前稀释法时，置换液可增加到 48~100 L/d，同时抗凝剂使用量明显减少，使 CVVH 更易被 ICU 患者接受；而 SCUF 主要用于清除过多液体，对溶质清除能力极弱，常用于充血性心力衰竭患者的脱水治疗。间歇血液透析（IHD）、CVVHD 和 CVVH 三种模式对血压的影响：CVVH 在纠正容量负荷上较 IHD 有显著优势，对血压的影响最小，早期开始 CVVH 能够改善治疗结局。因此，对于血流动力学不稳定的患者，特别是已经有低血压的患者，应首选 CVVH 模式。同时，使用尽可能低的超滤速度。CRRT 常用治疗模式见表 3-3。

表 3-3　CRRT 常用治疗模式比较

治疗模式	SCUF	CVVH	CVVHD	CVVHDF
溶质转运方式	对流	对流	弥散	对流 + 弥散
血流量（mL/min）	50~100	50~200	50~200	50~200
透析液（mL/min）	—	—	20~30	10~20
置换液（mL/min）	—	20~30	—	10~20
小分子清除能力	极弱	+++	+++	+++
中分子清除能力	极弱	+++	+	+++
有效性	清除液体	清除液体及溶质	清除液体及溶质	清除液体及溶质

　　CRRT：连续性肾脏替代治疗；SCUF：缓慢连续性超滤；CVVH：连续性静脉 – 静脉血液滤过；CVVHD：连续性静脉 – 静脉血液透析；CVVHDF：连续性静脉 – 静脉血液透析滤过

第七节 上/下机操作流程

一、操作流程

以 CVVHDF 模式，颈内静脉置管和局部枸橼酸抗凝为例。

（一）上机操作流程

1. 治疗前准备

（1）操作者规范着装，洗手、戴帽子、戴口罩。

（2）准备血液滤过器、体外循环管路、置换液、0.9% 氯化钠注射液、透析液、4% 枸橼酸钠溶液、10% 葡萄糖酸钙溶液、注射器若干、一次性护理包等。

（3）打开机器电源开关，选择自检模式，完成自检。

（4）检查血液滤过器及体外循环管路外包装是否完好，有无破损；查看有效日期、型号。

（5）按照机器提示逐步安装血液滤过器及体外循环管路，连接置换液、0.9% 氯化钠注射液预冲液及废液袋，打开各管路夹。

（6）开启预冲模式，预冲体外循环管路及血液滤过器。

（7）预冲完毕，关闭动、静脉夹，连接碳酸氢钠溶液、4% 枸橼酸钠溶液、10% 葡萄糖酸钙溶液。

2. 治疗开始

（1）双人核对医嘱，并根据医嘱设置置换液流速、透析液流速、超滤流速，以及 4% 枸橼酸钠溶液、10% 葡萄糖酸钙溶液输注速度等参数。设置体外循环引血血流量，初始血流量不超过 100 mL/min。

（2）连接体外循环。

• 使用速干手消毒剂消毒手、打开一次性无菌护理包、戴无菌手套、铺治疗巾，依次有序摆放换药相关消毒材料。

• 嘱患者头偏向对侧，戴口罩。打开中心静脉导管外层敷料和内层敷料，观察导管皮肤入口处有无红肿、渗出以及导管固定情况等。

• 提起中心静脉导管，以穿刺点为中心用碘伏消毒导管出口处皮肤 2 遍，直径不小于 10 cm，如有血痂勿强行剥脱，可用碘伏纱布湿敷软化后再行处理。

• 取下肝素帽，用碘伏消毒导管口，注意清理导管螺旋纹处血痂，连接注射器。

• 用纱布包裹动、静脉端与注射器连接处，抽吸动、静脉导管封管液，推注在纱布上检查是否有凝血块。如果导管回血不畅，及时查找原因，严禁在未查明原因时向管腔内推注药物。

• 再次核对患者信息和治疗参数，建立体外循环血路，开启治疗键，进入治疗模式，记录各项参数，用治疗巾遮盖导管留置处并妥善固定。

• 将医疗垃圾分类处置。

（3）双人查对。

• 按照体外循环血流方向的顺序，依次检查体外循环管路各连接处和管路开口处，未使用的管路开口应处于加帽密封和夹闭管夹的双保险状态。

• 根据医嘱双人查对机器治疗参数。

• 治疗开始后，应对机器控制面板和按键部位等高频接触部位进行擦拭消毒。

• 核对完毕双人签字。

（4）密切观察患者生命体征，询问患者感受。

（5）密切观察机器运行情况，监测各项压力值并记录。

（二）下机操作流程

（1）准备 0.9% 氯化钠注射液、一次性护理包、碘伏和棉签、无菌肝素帽、注射器、封管液、胶布、消毒巾（擦拭机器用）等。

（2）按下结束治疗键，停血泵，采用密闭式回血法回血。

（3）夹闭动脉端血路，打开动脉端补液盐水，将血流速减至 100 mL/min 以下，开启血泵回血至动脉壶颜色变浅时停血泵，打开动脉端血路依靠重力将动脉端血液回输体内，夹闭动脉端继续回输血液。

（4）回血完毕后停血泵；夹闭静脉端管路及中心静脉导管静脉

端导管夹。将导管与备用的 0.9% 氯化钠注射液连接；打开导管夹，脉冲式推注 0.9% 氯化钠注射液，弹丸式推注封管液，用无菌肝素帽封闭，包扎固定。

（5）以穿刺点为中心消毒导管及周围皮肤，更换无菌敷料覆盖，用胶布固定，并注明导管更换时间、留置时间。

（6）根据机器提示步骤，卸下血液滤过器、体外循环管路及各液体袋，医疗垃圾分类处置。

（7）关闭电源，消毒擦拭机器，备用。

（三）封管液

对于没有活动性出血或出血风险的患者，建议采用 250~1000 U/mL（2~8 mg/mL）肝素盐水封管；对于有活动性出血的患者，建议采用 4% 的枸橼酸钠液封管，每 12~24 h 更换一次。

二、操作步骤

以 CVVHDF 模式，肝素抗凝为例。具体步骤见图 3–2。

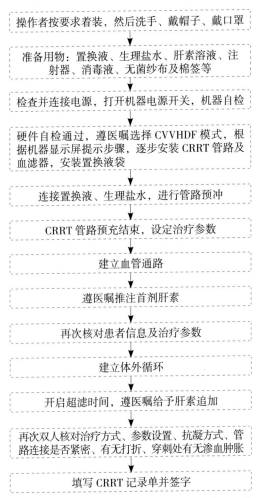

图 3-2 上机操作流程图，以 CVVHDF 模式，肝素抗凝为例
CRRT：连续性肾脏替代治疗；CVVHDF：连续性静脉 - 静脉血液透析滤过

三、中心静脉置管患者 CRRT 实施流程（图 3-3）

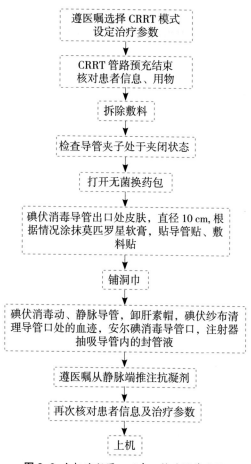

图 3-3 上机流程图，以中心静脉置管为例
CRRT：连续性肾脏替代治疗

四、动静脉内瘘穿刺建立体外循环的上机流程（图 3-4）

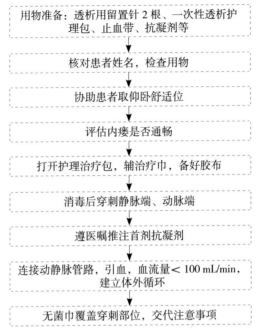

图 3-4 上机流程图，以动静脉内瘘建立体外循环管路为例

流程图内容：
用物准备：透析用留置针 2 根、一次性透析护理包、止血带、抗凝剂等
↓
核对患者姓名，检查用物
↓
协助患者取仰卧舒适位
↓
评估内瘘是否通畅
↓
打开护理治疗包，辅治疗巾，备好胶布
↓
消毒后穿刺静脉端、动脉端
↓
遵医嘱推注首剂抗凝剂
↓
连接动静脉管路，引血，血流量 < 100 mL/min，建立体外循环
↓
无菌巾覆盖穿刺部位，交代注意事项

第八节　治疗过程中的监测

一、监 测

1. 血流动力学

　　重症患者 CRRT 过程中易发生血流动力学不稳定，特别是 IHD 治疗时发生率更高。CRRT 过程中，平均动脉压（MAP）和全身血管阻力可逐渐升高，同时第三间隙的液体缓慢转移回血液循环，从而保持正常的前负荷。重症患者常伴有体液潴留而需负平衡，但是在负平衡

开始过程中必须密切监测血流动力学，防止引发医源性有效容量缺乏导致组织器官的低灌注。

需要持续监测意识状态、心率、心律、血压、中心静脉压（CVP）、每小时尿量等临床指标。严重全身炎症反应综合征/脓毒症伴血流动力学不稳定者CRRT全过程都需血流动力学监测，以便及时给予相应处理，因此所有行CRRT的重症患者应在重症监护室或抢救室中进行CRRT。由肾病科医护在其他科室床旁进行的CRRT，应用床旁心电监护仪监护患者生命体征变化。每小时在记录单上记录一次生命体征参数。

2. 体液量监测

CRRT过程中监测体液量的目的在于恢复患者体液的正常分布比率。严重的体液潴留或正平衡可导致死亡率升高，而过度超滤体液也会引发有效血容量不足。

CRRT过程中，应每天计算出入量，包括饮食和输液量。肾病科医护应与主管医生及时沟通，了解患者每日治疗液体总量和治疗需求，共同确定每一次CRRT时的超滤量和超滤速度。

3. 凝血功能监测

CRRT应用抗凝剂时易发生出血或管路及滤器凝血。

CRRT上机前，CRRT方案制定医生应充分了解患者抗凝药和抗血小板药物使用情况，必要时重新检测凝血全套、血栓前四项、血栓弹力图，评估凝血情况及血小板功能，制订合理的抗凝方案。

治疗中应密切观察患者皮肤黏膜出血点、伤口和穿刺点渗血情况以及胃液、尿液、引流液和大便颜色等。应用肝素和低分子量肝素患者上机前、上机2h、上机4h分别检测凝血，了解活化部分凝血活酶时间（APTT）和激活全血凝固时间（ACT）变化；此后定期行凝血检查，以便及时调整抗凝方案和发现肝素诱导的血小板减少症（HIT）。枸橼酸抗凝患者，上机前和上机后2h、6h以及平稳后每6~12h检测滤器后和动脉端血气分析，了解滤器凝血和患者出血的可能变化。

CRRT结束时必须评价整个CRRT中滤器和管路凝血情况，以利于下一次治疗时抗凝方案制定。

4. 电解质和血糖监测

CRRT 的主要任务之一是维持患者水电解质平衡，应根据患者具体病情定期监测。电解质监测的内容包括钠、氯、钙、钾、磷。

重症患者本身常存在应激性血糖升高，在应用高糖配方的置换液或透析液时更易发生高血糖。一项回顾性研究表明，采用碳酸氢钠配方进行血滤治疗时可出现低血糖，因此，应根据需要选择适当的血糖监测和控制方案。

治疗过程中的监测流程见图 3-5。

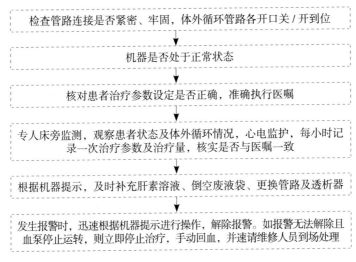

图 3-5 治疗过程中的监测

二、注意事项

（1）保持管路通畅，注意流速和各传感器的压力变化，发现异常及时处理。

（2）及时更换废液袋和置换液袋，防止气体进入管路。

（3）严密监测患者的生命体征变化以及体内离子酸碱平衡情况，治疗开始时每 2 h 监测血气、电解质、凝血指标，治疗平稳后可延长检测间隔。

第四章
CRRT 技术血管通路的建立与应用

　　无隧道无涤纶套中心静脉导管是实施各种血液净化治疗的临时血管通路，是急危重症患者行 CRRT 最常用的血管通路。若预估患者需行 CRRT 时间在 2 周之内，临时中心静脉透析导管往往作为首选，如果大于 4 周，可以选择带涤纶套的半永久中心静脉留置导管。中心静脉导管分为单腔、双腔和三腔导管，临床双腔导管使用最多。在急危重症患者行 CRRT 期间，因颈内静脉和锁骨下静脉常需留置静脉通路，以用于血流动力学监测和全静脉营养治疗，故《重症血液净化血管通路的建立与应用中国专家共识（2023）》建议：ICU 患者应将三腔导管的股静脉置管作为首选，但三腔导管感染风险大于双腔导管。对于长期维持性血液透析患者，如患者病情急且内瘘条件好、预计治疗时间短者，可由长期从事肾病专科的护士使用动静脉内瘘建立体外循环。

第一节　中心静脉导管置管术

一、无隧道无涤纶套中心静脉临时导管的建立

（一）适应证

　　需行 CRRT 的急危重症患者。

（二）禁忌证

　　无绝对禁忌证，相对禁忌证为：

　　（1）广泛腔静脉系统血栓形成。

　　（2）穿刺局部有感染。

　　（3）凝血功能障碍。

（4）患者不合作。

（三）术前评估

（1）签署知情同意书。

（2）确定可供选择的中心静脉。

（3）确定患者插管体位和插管部位。在血管条件允许的情况下，建议导管外径与置管静脉内径比值≤ 0.45。避免选择存在血栓等局部异常的血管；尽量不选择曾多次穿刺的血管；尽量避免贴近气管切开等手术切口；同步或预计放置漂浮导管或有体外膜肺氧合（ECMO）插管需求时，应避免与前者位置冲突。

（4）建议采用超声定位和超声引导穿刺。

（5）建议在手术室、介入室或治疗室内进行操作。

（6）操作应由经过培训的肾脏病学或重症医学专业医生完成。

（四）置管部位的选择

导管置入部位的选择顺序依次为右颈内静脉、股静脉、左颈内静脉、锁骨下静脉。对体重指数（BMI）$< 24.2 \ kg/m^2$ 的患者，股静脉置管不会增加导管相关感染的风险。右颈内静脉置管留置时间长于股静脉或锁骨下静脉，而左颈内静脉置管常导致插管困难及较高导管失功发生率，锁骨下静脉插管静脉狭窄和栓塞发生率较高。三种置管部位的优缺点见表 4-1。

表 4-1 三种置管途径优缺点比较

	经皮颈内静脉置管术	经皮股静脉置管术	经皮锁骨下静脉置管术
优点	颈部易于保护，不易感染，使用时间相对较长；颈内静脉压力较低，容易压迫止血，右侧颈内静脉血透导管通畅性佳；血栓形成和血管狭窄发生的机会少	操作简单、安全；适用于需紧急抢救、神志不清、不能主动配合及不能搬动的患者；锁骨下静脉、上腔静脉血栓形成或颈内、锁骨下静脉插管有困难者	不易感染，可保持较长时间；活动不受限，易于固定，不外露，患者耐受性好；血流量较高

	经皮颈内静脉置管术	经皮股静脉置管术	经皮锁骨下静脉置管术
缺点	穿刺风险大，对体位要求较高； 不够美观、影响头部活动； 有明显充血性心力衰竭、呼吸困难、端坐呼吸和颈部较大肿瘤者较难置管； 左侧颈内静脉血透导管通畅性不佳	邻近外阴、肛门，易污染，感染率较高，保留时间短； 易误穿入股动脉； 导管易折，且不易固定； 下肢活动相对受限； 下肢形成血栓风险大	穿刺技术难度较高； 并发症严重（血胸、气胸）； 左侧锁骨下置管后左无名静脉狭窄率高，流量不佳，中心静脉狭窄率高

（五）器材及药物

（1）一次性中心静脉置管穿刺包，内含：穿刺针、导丝、扩张器、导管、刀片、肝素帽、缝合针线、无菌纱布等。

（2）B超机。

（3）导管：根据插管部位，可选择直管和弯形（鹅颈）导管，并确定导管长度。根据患者可选择的血管条件，选择单腔、双腔或三腔导管。

● 单腔导管：血流从单一管腔出入可行单针透析，目前已很少应用；也可以将单腔导管作为引出血液通路，另外找外周静脉做回路。

● 双（三）腔导管：不同品牌、型号之间导管外径不同，多在 11~14 Fr，以 12 Fr 最常用；大剂量血液净化治疗时，宜采用 13~14 Fr 的导管。动静脉两个腔血管内开口间距至少 > 2 cm，可使再循环减少。目前主要使用的是双腔导管，对需要进行容量监测评估的重症患者，可选用三腔导管。导管长度选择和穿刺部位有关，右颈内静脉 12~15 cm，左颈内静脉 15~20 cm，锁骨下静脉 19~20 cm，股静脉 19~24 cm。因为三腔导管感染机会增加，不推荐常规使用。导管型号的选择和血流量有关，也和血栓等并发症有关。

（4）药品：2% 利多卡因 5 mL、普通肝素 100 mg 和 0.9% 氯化钠注射液 200 mL。

（5）消毒物品：2% 氯己定醇消毒液。相对于碘伏和 70% 医用酒精，2% 氯己定醇消毒液在降低导管相关血流感染方面具有明显优势。

（六）操作方法

1. 经皮颈内静脉导管置入

（1）部位选择：首选右颈内静脉，因右颈内静脉与无名静脉和上腔静脉几乎成一直线，且右侧胸膜顶低于左侧，右侧无胸导管。根据穿刺点的不同分前、中、后三种路径，以中路最为常用。存在颈内静脉解剖变异或曾多次插管导致静脉狭窄者建议选择股静脉置管。

• 前路法：从胸锁乳突肌前缘中点进针，触及颈总动脉后旁开 0.5~1.0 cm，针干与皮肤成 30°~45°，针尖指向同侧乳头，经胸锁乳突肌中段后面进入颈内静脉。此路径位置高，颈内静脉深，合并气胸机会少，但易误穿颈总动脉。具体穿刺位置见图 4-1。

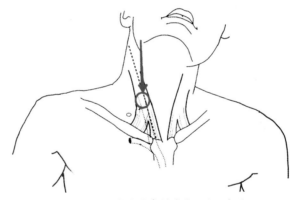

图 4-1　颈内静脉穿刺前路入路示意图

• 中路法：以胸锁乳突肌三角（指胸锁乳突肌的胸骨头、锁骨头和锁骨形成的三角）的顶端作为穿刺点，距锁骨上缘两横指（约 3~5 cm），颈总动脉前外侧，锁骨内侧端上缘切迹作为骨性标志，以左拇指按压此标志，在其上方 3~5 cm 处进针，针干与皮肤成 30°~45°，针尖指向同侧乳头。若未穿刺成功，针头退至皮下，稍向内指向后重新进针。此路径颈内静脉较浅，穿刺成功率高。具体穿刺位置见图 4-2。

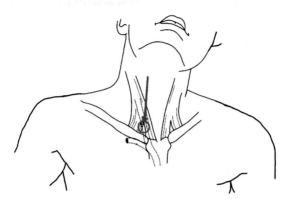

图 4-2 颈内静脉穿刺中路入路示意图

- 后路法：以胸锁乳突肌外侧缘中、下 1/3 交点作为进针点，针干与皮肤成 15°~20°，针尖指向胸骨颈静脉切迹。此路径位置低，引起气胸概率较高。具体穿刺位置见图 4-3。

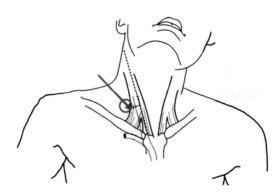

图 4-3 颈内静脉穿刺后路入路示意图

（2）颈内静脉导管置入步骤，以中路进针为例。

- 体位：采用头低仰卧位。以右颈内静脉穿刺为例，患者去枕平卧，头转向左侧，肩背部垫一薄枕，取头低位 10°~15°。
- 穿刺点选择：B 超评估血管，确定静脉走行，选择中路法进针。
- 常规消毒、铺无菌洞巾。消毒范围上至下颌缘，下至乳头平面，外侧到颈后、肩峰和腋前线，内侧到对侧锁骨中线。

- 穿手术衣、戴无菌手套。
- 1% 利多卡因局部浸润麻醉。
- 采用已带有肝素 0.9% 氯化钠注射液的穿刺针穿刺，保持穿刺针负压回抽状态，边回抽边进针，有突破感后可见暗红色静脉血液。如误穿入动脉，回抽血液为鲜红色，穿刺针有回推压力。也可拔出注射器，仅保留针头，可见鲜红色血液喷出。也可行血气分析，明确是否误穿动脉。
- 进针深度一般为 1.5~3 cm，肥胖者为 2~4 cm，置管深度男性为 13~16 cm，女性为 12~14 cm。
- 保持穿刺针固定，由导丝口送入导丝。
- 导丝进入 15~20 cm 后拔出穿刺针，将导丝留在血管内。如有条件，建议在心电监护下放置导丝，期间注意观察心电图变化，防止导丝过深引起心律失常。
- 沿导丝将扩张器送入皮下扩皮。
- 拔出扩张器，将已预冲肝素 0.9% 氯化钠注射液的导管沿导丝插入颈内静脉，导管进入后即拔出导丝，关闭静脉夹。
- 分别回抽导管动、静脉两端观察回血是否顺畅，再于两端分别注入 0.9% 氯化钠注射液冲净残血。根据导管规格使用 2~8 mg/mL 肝素溶液或 4% 枸橼酸溶液充满导管各腔，并盖好肝素帽。
- 用皮针与缝线将导管颈部的硅胶翼与皮肤缝合，固定导管，再以敷料覆盖包扎。
- 建议置管后行胸部 X 线检查，了解导管位置。为达到理想血流速度，导管尖端位于上腔静脉下 1/3 或上腔静脉与右心房交界处。

（3）注意事项。

- 颈内静脉穿刺较股静脉穿刺并发症多，术前应向患者及家属充分说明并签署知情同意书。
- 如患者曾行同侧静脉置管，可能会存在颈内静脉狭窄或移位，可行血管超声引导下穿刺。
- 颈内静脉穿刺对体位要求较高，心力衰竭较重难以平卧的患者建议做股静脉置管或由技术熟练的医生进行操作，操作中注意防止空气栓塞。

● 穿刺左颈内静脉时，避免扩张器进入过深，该侧颈内静脉与锁骨下静脉汇合成左头臂静脉后形成一定角度，注意以免损伤血管。

● 避免同一部位反复穿刺。

● 如穿刺针误入动脉，拔出穿刺针后压迫 20 min 左右，确认无出血后再继续穿刺，但建议改换其他部位。对严重低氧血症患者，如误穿入动脉，而回抽血液颜色暗红，可固定针头，分离注射器后留少量血液做血气分析以明确有无误穿动脉。对血压较低患者，如误穿入动脉，注射器无明显回推感或无喷射状血液，也可分离注射器后留少量血液行血气分析。

● 导丝进入过程中如遇阻力切勿强行推进，转动方向后再进。如仍有阻力，则需退出穿刺针和导丝，重新选择穿刺部位。

● 扩张器扩皮时动作应轻柔，避免将导丝压折。扩张器扩张皮肤和皮下组织，如有困难，可用小尖刀辅助切开皮肤。

● 插导管前注意留在体外的导丝长度应长于导管，沿导丝插管时应及时打开静脉夹使导丝露出。

● 如导管误入动脉，则应拔出导管，充分压迫 40 min 以上，并持续观察有无血肿形成和对颈动脉窦的压迫，必要时联系血管外科进行切开缝合或者放置覆膜支架封堵，原则上当日不再安排血液净化治疗。如患者病情危重、确需紧急血液净化治疗，可考虑其他部位穿刺置管或动静脉直接穿刺，并行局部枸橼酸、甲磺酸萘莫司他抗凝或无抗凝剂治疗。

（4）并发症及处理。

● 穿刺部位出血或血肿，局部压迫即可。

● 误穿动脉：常见于颈动脉及锁骨下动脉。发生时立即拔出穿刺针，指压 20 min。

● 气胸及血气胸：较锁骨下静脉穿刺少见。多与患者不配合、胸廓畸形、胸膜有粘连、穿刺点过低有关。一般表现为局限气胸，可无症状，常自行闭合。严重者可出现呼吸困难，同侧呼吸音减低。穿刺中注意防止穿刺点过低。

● 空气栓塞：少见，但可致命。多发生于重症患者无法完全平卧，在沿导丝置入导管的瞬间，患者咳嗽或深吸气，导致空气进入。临床常表现为突发呼吸困难，缺氧。心尖部可闻及水轮样杂音。超声检查有助于诊断。应与心律失常、大面积肺栓塞、急性心肌梗死和心包压塞鉴别。一旦确诊，取左侧头低位，高浓度吸氧，可行经皮右心房或右心室穿刺抽气，必要时给予呼吸循环支持。

● 导管相关感染：当 CRRT 过程中出现不能解释的寒战、发热时，需要考虑导管相关感染。导管口局部压痛、红肿、有脓性分泌物时，需行血培养明确病原菌，确定下一步抗感染治疗措施。必要时应拔除导管。在每次 CRRT 治疗开始和结束时，操作护士都应严格无菌操作。非 CRRT 治疗期间，除非抢救，不得使用该血管通路进行输液治疗。

● 心律失常：常见于存在严重心脏疾病的患者，多因导丝插入过深或导管过长导致，多表现为一过性窦性心动过速或心房颤动，严重时可引起致命的室性心律失常。建议在心电监护下进行颈内静脉置管。

● 窒息：穿刺过程中损伤颈内静脉后压迫不准确，或误刺动脉后继续操作造成大出血压迫气管。可见皮下血肿进行性或急骤增大，短时间内压迫气管，造成窒息甚至死亡。对持续性增大的血肿，切开皮肤减压并压迫或缝合出血点，如患者已出现严重的窒息症状，应及时进行气管插管，必要时立即行气管切开。避免当日行 CRRT 治疗，如确实需要，应采用无抗凝治疗。

● 导丝断裂或导丝留在血管内无法拔出：多因操作不当或患者欠配合引起。导丝进入过程中可能顶在血管壁而无法顺畅进入，建议回退或转动方向后重新进入，切勿强行推进。如仍有阻力，则需退出穿刺针和导丝，重新选择穿刺部位。一旦出现时，多学科诊疗（MDT）团队协助解决。

2. 经皮股静脉导管置入

（1）置管步骤。

● 双腔管，导管长度 19~24 cm。

● 腹股沟穿刺处常规备皮。

● 患者取仰卧位，屈膝、大腿外旋外展 45°，特殊患者如心力衰竭患者，不能平卧可采用半坐位。完全坐位或前倾位则不宜行股静脉置管。

● 术前做血管超声检查。尤其是血管条件差、严重水肿无法触及股动脉者，建议在超声引导下操作。

● 穿刺点选择腹股沟韧带下 2~3 cm，股动脉内侧 0.5~1 cm 处。左手三指平行放在股动脉上，触及搏动后向术者侧分开动静脉，右手持预充有肝素 0.9% 氯化钠注射液的注射器，针头朝向腹股沟韧带，带负压回抽进入。

● 其余操作步骤及注意事项同颈内静脉穿刺操作方法。导管尖端应留置在髂总静脉。

（2）并发症：穿刺部位出血或血肿（包括腹膜后）。局部血肿压迫处理即可，腹膜后大血肿需要外科处理。其余同颈内静脉置管术。

3. 经皮锁骨下静脉导管置入

由于该方法并发症严重，一般不推荐应用。

（1）锁骨下径路置管步骤。

● 体位：上肢垂于体侧并略外展，头低足高 15°，肩后垫小枕（背曲），使锁肋间隙张开，头转向对侧。

● 定位：锁骨中、外 1/3 交界处，锁骨下 1.0 cm。

● 按胸部手术要求消毒皮肤上至发际，下及全胸与上臂，铺洞巾。

● 先用 1%~2% 利多卡因作穿刺点局部麻醉；右手持连接注射器的穿刺针，保持针尖向内偏向头端直指锁骨胸骨端的后上缘进针；针干与皮肤表面呈 25°~30°，进针 3~5 cm。余步骤同颈内静脉置管术。

（2）锁骨上径路置管步骤。

● 体位：肩部垫小枕、头转向对侧、暴露锁骨上窝。

● 定位：胸锁乳突肌锁骨头外侧缘，锁骨上约 1.0 cm。

- 穿刺：针干与锁骨或矢状切面呈 45°角，在冠状面针干呈水平或略前偏 15°，朝向胸锁关节进针 1.5~2.0 cm。余步骤同颈内静脉置管术。

（3）注意事项。

- 尽量保持穿刺针与胸壁呈水平位，贴近锁骨后缘。
- 锁骨下静脉走行弯曲，扩张器扩皮时进入血管不宜过深，一般以 2~3 cm 为宜，以免损伤血管。
- 锁骨下静脉与颈内静脉成角较大，因而导丝容易进入头部颈内静脉段。此时患者可能感觉到同侧颈部或耳部不适，此种情况应退出导丝 5~10 cm，再轻柔地重新插入；导丝也可能进入左无名静脉，导致导管通畅性差，放入导丝后出现心律失常可确定导丝进入心房，回撤导丝后心律失常缓解。
- 如有条件，可用超声引导插管，或介入数字减影血管造影（DSA）下置管。

（4）并发症及处理。

- 血气胸。这是锁骨下静脉穿刺较常见的并发症，发生率与术者技术熟练程度有关。预防及处理：术前 B 超定位，穿刺时尽量避免刺破胸膜，一旦出现该并发症应立即拔出导管，对严重病例应行胸腔引流。
- 上腔静脉或右心房穿孔、纵隔出血、心包压塞。主要与解剖变异，导管质地较硬、不光滑，扩张器进入过深有关。
- 心律失常。见颈内静脉插管相关内容。
- 胸导管损伤。胸导管汇入左锁骨下静脉与颈内静脉连接处，在左锁骨下静脉置管时偶可引起乳糜胸或淋巴瘘，有时可见乳状液体从穿刺部位漏出。
- 锁骨下静脉狭窄。属于远期并发症，发生率高且临床意义大，多因锁骨下静脉内膜增生肥厚和（或）血栓形成所致，轻度狭窄者一般不引起症状，而程度较重的锁骨下静脉狭窄，可直接引起上肢水肿。需在狭窄的静脉处应用球囊扩张或放入支架治疗。

4. 动静脉直接穿刺

尽量不用此种方法。因为 CRRT 患者治疗时间长，患者治疗中翻身侧卧和穿刺中固定不牢等可能导致穿刺针脱落引发患者大出血，多次穿刺可造成动脉瘤。如需直接穿刺，则需严密注意局部制动，穿刺后局部加压包扎止血。动脉穿刺多选择足背动脉、桡动脉、肱动脉、股动脉，静脉穿刺多选择肘正中静脉、头静脉、股静脉。

（七）导管护理

正确管理留置导管，遵循导管护理规范对延长导管留置时间和降低并发症具有重要意义。应特别注意以下问题：

（1）留置期间应避免动作过度导致导管脱落引起大出血。

（2）每次治疗前用空注射器吸尽导管内残存血液，再用 0.9% 氯化钠注射液冲洗管道。

（3）导管脱出时，禁止再次插入体内。

（4）不应经中心静脉导管采血和输液。

（5）CRRT 结束后采用肝素脉冲式正压法封管，用于封管的肝素盐水量按照不同导管规格给入，浓度为 250~1000 U/mL（2~8 mg/mL）。高危出血患者，也可采用 4% 枸橼酸钠封管。

（八）拔管指征和方法

1. 导管拔除指征

（1）患者不再需要行 CRRT。

（2）导管内有血栓形成且不能抽出。

（3）导管失去功能。

（4）导管相关性感染。

（5）导管周围出血且止血失败。

2. 导管拔出方法

（1）患者平卧位，导管局部皮肤消毒。

（2）术者戴无菌手套，铺无菌巾。

（3）取无菌剪刀，将固定导管的缝合线剪开。

（4）拔除导管。

（5）局部用纱布块压迫止血 20 min，力度以能感受到指腹下的动脉搏动为宜。

（6）局部无菌纱布包扎。

（九）导管更换

颈内静脉置管部位位于颈部，相对清洁，导管保留时间相对较长，但一般不超过1个月。如果选用股静脉置管，由于股静脉置管离会阴部较近，容易造成污染。因此，股静脉置管的时间一般为7天，最长不超过14天。

一旦深静脉置管的留置时间超过最长时限，需要将导管拔除。如果患者近期仍然需要继续血液净化治疗，并且导管无感染发生，可考虑原位更换深静脉导管。换管感染及血栓脱落风险大，建议长期导管换管在DSA引导下进行，如有纤维蛋白鞘需要球囊扩张后置管。

原位深静脉置管更换的注意事项包括：与患者良好沟通，无菌操作，拔除旧导管时注意嘱患者屏气，拔除旧导管后、置入新导管前需进行压迫止血。具体步骤如下：

（1）深静脉导管更换之前，要与患者进行良好的沟通，以缓解患者的紧张情绪，争取患者配合。

（2）打开中心静脉导管包，戴手套，用0.9%氯化钠注射液冲洗检查导管与套管针是否完好。

（3）打开纱布，暴露旧导管。严格无菌操作，消毒导管及导管周围皮肤，以导管出口为中心，由内向外消毒。消毒范围不应小于$10 \ cm^2$。

（4）铺洞巾，使用无菌注射器回抽旧导管，明确静脉端导管畅通后注入0.9%氯化钠注射液10 mL，将新导丝置入中心静脉，再沿导丝拔除原导管，局部压迫1 min。

（5）在导丝的引导下置入新导管。

（6）使用注射器抽吸以保证导管通畅，用肝素盐水封管并缝合固定。

二、带隧道带涤纶套中心静脉导管置入

对病情危重预计需行血液净化治疗4周以上的患者，可行带隧道

带涤纶套中心静脉导管置入，首选右颈内静脉。

1. 器材及药物

（1）半永久置管导管套包或静脉穿刺包，包括穿刺针、注射器/导丝、留置针、隧道针、留置导管、手术刀、扩张器、撕脱鞘。

（2）静脉切开包。

（3）药物：2% 利多卡因。

2. 操作步骤（以右颈内静脉中路置管为例）

（1）应在手术室或介入室内进行。

（2）推荐应用超声明确血管走行，并于超声引导下穿刺，必要时 X 线引导下操作置管。

（3）患者仰卧位，头略偏向左，充分暴露右侧颈部三角区。

（4）术者戴帽子、口罩，穿刺区局部消毒，穿手术衣，戴无菌手套，铺无菌洞巾。

（5）用 1% 利多卡因在穿刺点局部麻醉后，穿刺针指向乳头方向进针，保持注射器适当负压。当有突破感后，回抽血流通畅，血液颜色暗红，推注压力不大，可判定穿刺针进入静脉中。

（6）经穿刺针导丝孔送入导丝后，拔出穿刺针。

（7）根据导管长度，在右侧胸部体表标记好导管的出口位置及皮下隧道走行，使导管尖端位于右侧胸骨旁的第 3、4 肋间，导管的涤纶套在出口内 2~3 cm 处。

（8）用 1% 利多卡因麻醉隧道走行皮肤。在做好标记的导管出口处皮肤切开 2 cm 左右的小口，沿切口向上分离皮下组织，形成皮下隧道至导丝出口处，并于导丝出口处做 2 cm 切口。

（9）用隧道针将导管末端从皮肤出口处沿皮下隧道引出至导丝处，调整导管涤纶套（cuff）的位置于离出口 2~3 cm 处的皮下。

（10）沿导丝送入扩张器，扩张皮肤及皮下组织后，沿导丝置入带芯的撕脱鞘。

（11）拔出导丝及撕脱鞘芯，对于撕脱鞘不自带阀门的导管，应立即以指腹堵住撕脱鞘口以避免血液流出或空气进入血管。

（12）沿撕脱鞘腔置入长期导管，向两侧撕开撕脱鞘至导管全部进入，注意避免导管打折。

（13）注射器分别于留置导管的动静脉端反复抽吸、推注，确定两端血流通畅。

（14）在 X 线下确认导管尖端位置，理想位置应位于右心房上部 1/3 处。

（15）肝素盐水封管，关闭夹子，拧上肝素帽。

（16）缝合切口，缝合固定留置导管于皮肤上，无菌敷料包扎。

3. 注意事项

带隧道带涤纶套中心静脉置管基本注意事项与无隧道无涤纶套中心静脉置管相同，需要特殊注意的是：

（1）推荐超声引导下穿刺置管，必要时在 X 线引导下操作。

（2）皮肤切口应包括皮肤全层和皮下组织，不宜过小，减少鞘管针通过皮肤及皮下组织的阻力，避免鞘管针通过坚韧的皮肤时引起鞘管口开裂。

（3）沿撕脱鞘放置导管时注意动作要快，以免空气进入血管内造成空气栓塞。

（4）应注意避免导管在皮下打折、扭转，确保管腔通畅。

第二节　以自体动静脉内瘘为血管通路建立体外循环

对长期维持性血液透析患者，当出现血流动力学不稳定或其他需要行 CRRT 治疗的适应证时，可考虑以自体动静脉内瘘为临床血管通路，尤其是血管通路条件好，行 CRRT 治疗的透析患者，但必须由肾脏专科护士协助完成。自体动静脉内瘘穿刺准备及操作流程如图 4-4 所示。

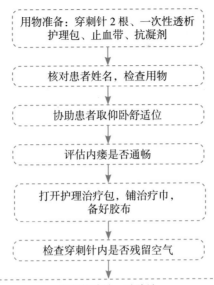

图 4-4 以自体动静脉内瘘为血管通路的穿刺操作流程

第三节　以人工血管内瘘建立体外循环

对血管条件差，以人工血管建立内瘘的透析患者，当出现血流动力学不稳定或其他需要行 CRRT 治疗的适应证时，可由专科护士临时使用人工血管建立体外循环，一般情况下不建议非肾脏专科护士穿刺使用。穿刺流程同自体动静脉内瘘穿刺流程。

第五章
CRRT 过程中的管理

第一节 抗凝管理

一、治疗前评估患者凝血状态和选择抗凝药物

CRRT 抗凝治疗分为全身抗凝、体外循环局部抗凝和无抗凝三种。常用抗凝剂包括：肝素、低分子量肝素、枸橼酸钠、甲磺酸萘莫司他、阿加曲班等。当患者存在高危出血风险时，抗凝剂存在使用禁忌，可采用无抗凝的方式。目前尚无一种抗凝方式适合所有 CRRT 人群，建议个体化选择抗凝方式。

（1）无凝血功能障碍、未合并出血风险且未接受抗凝药物治疗的患者，进行 CRRT 抗凝可选用的药物如下：

● 建议首选枸橼酸钠抗凝，而不是肝素。

● 如果患者存在枸橼酸钠使用禁忌，或合并血液高凝状态，或存在血栓栓塞性疾病高危因素，可使用甲磺酸萘莫司他或者普通肝素、阿加曲班等抗凝剂。

（2）存在出血风险、并未接受抗凝药物的患者，CRRT 抗凝药物选择如下：

● 建议使用局部枸橼酸抗凝或甲磺酸萘莫司他抗凝，而不是无抗凝剂方式。

● 如患者存在低氧血症（动脉血氧分压 < 60 mmHg）、严重肝功能衰竭、严重组织灌注不足、乳酸酸中毒、代谢性碱中毒、高钠血症等，建议使用甲磺酸萘莫司他等其他抗凝剂。

● 不推荐使用体外循环局部肝素化联合鱼精蛋白中和的抗凝方式。

（3）合并 HIT 的患者，须停用所有的肝素类药物（包括肝素、

低分子量肝素），可选枸橼酸钠、甲磺酸萘莫司他、阿加曲班等抗凝剂，或无抗凝剂方式。

二、抗凝方案

1. 局部枸橼酸抗凝（RCA）

常用的 RCA 抗凝剂有 4% 枸橼酸钠溶液及血液保存液（ACD，含 3% 枸橼酸），其中以前者更为常用。以枸橼酸钠作为抗凝剂时，须监测滤器后和体内游离钙浓度。以 4% 枸橼酸钠溶液为例，当 4% 枸橼酸的泵入速度达到血液流速的 2.0%~2.5% 时，体外循环中枸橼酸的浓度为 3~4 mmol/L，同时滤器后的游离钙水平为 0.25~0.35 mmol/L，从而起到体外抗凝的作用。例如，当血流速度为 150 mL/min 时，枸橼酸泵入速度应为 180~225 mL/h。简化计算：4% 枸橼酸泵速（mL/h）= 血流速度（mL/min）×（1.2~1.5）。

枸橼酸抗凝注意事项：体内血游离钙离子浓度应维持在 1.0~1.35 mmol/L 的生理水平，可根据患者血钙水平及置换液、透析液钙水平，酌情补充 10% 葡萄糖酸钙或 5% 氯化钙。为提高易操作性，也可采用含钙置换液（1.5 mmol/L）。

（1）局部枸橼酸抗凝时，首选推荐 CVVHDF、CVVHD 两种模式。选用 CVVH 模式时，应尽量将滤过分数控制在 30% 以内，以防体外循环装置凝血。

（2）每毫摩尔枸橼酸可以代谢生成 3 mmol 碳酸氢钠，10 mL 的 4% 枸橼酸代谢后相当于 7 mL 的 5% 碳酸氢钠，且枸橼酸经过滤器时的清除率为 20%~25%，所以 200 mL 的 4% 枸橼酸相当于 100 mL 的 5% 碳酸氢钠。临床应用中需要注意酸碱及电解质平衡。

（3）采用血气分析监测静脉端（滤器后）游离钙离子水平，使其维持在 0.25~0.35 mmol/L；动脉端及外周血游离钙离子水平维持在 1.0~1.35 mmol/L。

（4）局部枸橼酸抗凝的副作用包括：代谢性碱中毒、高钠血症、枸橼酸蓄积等。

（5）在枸橼酸局部抗凝中，需及时监测滤器后钙离子以了解抗凝充分性，监测动脉端钙离子以评估患者安全性。枸橼酸抗凝监测及调节见表 5-1。

表 5-1　局部枸橼酸抗凝监测及调整

滤器后游离钙（mmol/L）	外周血游离钙（mmol/L）	血流量调整（mL/min）	枸橼酸调整（mL/h）	5% 碳酸氢钠调整（mL/h）
> 0.55	1.0~1.2	减少 20~30	或增加 20~40	或减少 10~20
0.40~0.55	1.0~1.2	减少 10	或增加 10	或减少 5
0.20~0.40	1.0~1.2	不变	不变	不变
< 0.20	1.0~1.2	增加 10	或减少 10~20	或增加 5~10
< 0.20	0.8~1.0	密切观察 pH 水平		
< 0.20	< 0.8	若合并代谢性酸中毒进行性加重，应高度怀疑枸橼酸蓄积中毒		

2. 普通肝素抗凝

肝素抗凝一般适用于无出血风险与无活动性出血的情况。

前稀释：推荐首剂量为 37.5~62.5 U/kg（0.3~0.5 mg/kg），追加 625~1250 U/h（5~10 mg/h），静脉注射或持续性静脉输注。

后稀释：推荐首剂量为 62.5~75 U/kg（0.5~0.6 mg/kg），追加剂量 1000~1875 U（8~15 mg/h），静脉注射或持续性静脉输注。

治疗结束前 30~60 min 停止追加肝素。

（1）肝素的剂量需根据凝血状态等因素进行个体化调整。

（2）推荐采用激活全血凝固时间（ACT）和活化部分凝血活酶时间（APTT）进行监测。从患者外周静脉或动脉端管路采血，检测 APTT，亦可从静脉端管路采血检测 ACT 评估抗凝的有效性；理想的抗凝效果应为 CRRT 过程中，从静脉端管路采集样本的 ACT/APTT 维持在治疗前数值的 1.5~2.5 倍，如超出上述范围，提示抗凝剂使用过量，需要适当减少肝素追加量。CRRT 结束后从动脉端管路采集的 ACT/APTT 恢复到上机前水平。

（3）重症患者或新生儿抗凝血酶水平 [抗凝血酶Ⅲ（AT-Ⅲ）]

低下，CRRT 前应监测 AT-Ⅲ 水平，必要时输新鲜血浆以提高 AT-Ⅲ 水平至 > 50%。

3. 低分子量肝素抗凝

以低分子量肝素作为抗凝剂时，推荐首剂量为 60~80 U/kg，每 4~6 h 追加 30~40 U/kg。当 CRRT 持续时间越长，应注意后期的追加剂量逐渐减少。有条件的医疗机构可通过检测血清抗凝血因子 Xa 活性来调整低分子量肝素的用量，一般抗凝血因子 Xa 活性控制在 0.25~0.35 U/mL。

行 CRRT 时，抗凝治疗不建议首选低分子量肝素。这与其半衰期长和监测困难有关，抗凝血因子 Xa 活性检测结果往往不能像血气分析等即时检出，延时得到的数据会影响临床判断，且目前许多医院尚未开展抗 Xa 因子检测。需注意不同低分子量肝素的抗凝效果也存在相应差异。

4. 阿加曲班

阿加曲班半衰期约为 30 min，经肝脏代谢。给药方式：推荐首剂为 250 μg/kg，追加 1~2 μg/（kg·min），在 CRRT 过程中持续滤器前给药，下机前 30 min 停止给药。一般根据凝血状态和 APTT 监测结果调整抗凝剂量。静脉端管路采血 APTT 维持在治疗前的 1.5~2.5 倍，而治疗结束后动脉端的 APTT 恢复到治疗前水平。

5. 甲磺酸萘莫司他（nafamostat mesylate，NM）

NM 是一种广谱丝氨酸蛋白酶抑制剂，在一定浓度下可抑制凝血酶、纤溶酶和血小板聚集，达到抗凝的目的。其主要特点是经肝脏和血液双通道代谢，体内清除率高、半衰期短（5~8 min），因而抗凝时在体外循环管路中处于高浓度达到抗凝目的、而体内处于低浓度不增加出血风险，是一种疗效好、安全性高的抗凝剂。1989 年开始在日本上市使用。自 2020 年以来，甲磺酸萘莫司他开始在国内上市，但临床经验有限。对于 HIT 及 AT-Ⅲ 活性低、低氧血症、严重肝功能障碍、组织灌注不足、高乳酸血症的患者，NM 为临床上提供了一种新选择。

甲磺酸萘莫司他抗凝适用于除活性炭吸附以外的各种血液净化模式，包括 CRRT、间歇性血液透析、血液滤过、血液透析滤过、血浆置换、双重滤过血浆置换、血浆吸附、血液灌流和多种技术组合的杂合模式。

预冲管路：预充液用 5% 葡萄糖 5 mL 溶解 NM 20 mg，然后加入 0.9% 氯化钠注射液 500 mL 中进行预充。

抗凝：5% 葡萄糖 20 mL 溶解 NM 50 mg，滤器前持续泵入，一般情况下维持 NM 的剂量为 0.1~0.5 mg/（kg·min），考虑治疗模式和膜材料特性，并根据出血和凝血风险、血管通路、肝功能情况，以及疾病状态等情况共同决定维持期 NM 的剂量。

监测：一般用 ACT 或 APTT 进行监测。从静脉端采血，维持 ACT 180~250 s 或 APTT 60~80 s，每 4~6 h 监测 1 次。使用中密切关注血钾，并注意过敏反应。

不同抗凝剂的比较见表 5-2。

表 5-2　不同抗凝剂的比较

抗凝剂类型	抗凝机制	半衰期	分类及监测	适用情况	优点	缺点
普通肝素	与抗凝血酶结合，抗凝血酶活性高于抗 Xa 因子活性	45~60 min	全身抗凝；监测 ACT 或 APTT	低危出血风险	监测方便；有拮抗剂	抗凝效果受抗凝血酶活性等影响；可导致 HIT；出血风险；影响脂代谢和骨代谢
低分子量肝素	与抗凝血酶结合，抗 Xa 因子活性高于抗凝血酶活性	90~120 min	全身抗凝；监测抗 Xa 因子活性	低中危出血风险	使用方便；抗栓效果好	肾功能受损时半衰期延长；出血风险；监测困难；可导致 HIT
阿加曲班	直接抑制凝血酶	39~51 min	全身抗凝；监测 ACT 或 APTT	低中危出血风险	抗凝效果好，不依赖抗凝血酶Ⅲ，HIT 时首选	肝功能受损时慎用；无拮抗剂；出血风险

续表

抗凝剂类型	抗凝机制	半衰期	分类及监测	适用情况	优点	缺点
局部枸橼酸	螯合钙离子	18~54 min	局部抗凝；监测体内外血钙水平和血气分析值	伴或不伴出血风险及活动性出血	抗凝效果好；体内凝血影响小；降低出血风险	导致低钙血症和代谢性碱中毒等内环境紊乱；容量过负荷；严重低氧血症、器官功能障碍和低灌注等时可出现枸橼酸蓄积，监测复杂
甲磺酸萘莫司他	丝氨酸蛋白酶抑制剂，多靶点抑制凝血酶，凝血因子Ⅶa、Ⅹa和Ⅻa等关键因子	5~8 min	局部抗凝；监测ACT或APTT	伴或不伴出血风险及活动性出血	抗凝效果确切，量效关系稳定；局部抗凝优势，降低出血风险；对血小板影响小；内环境稳定；操作简便	体外循环时间过长时可能需要额外追加剂量

ACT：激活全血凝固时间；APTT：活化部分凝血活酶时间；HIT：肝素诱导的血小板减少症

6. 无抗凝剂的抗凝治疗

无肝素类药物禁忌的患者，CRRT预充时可予500 U/mL的肝素溶液、预充液在管路中保留20 min后，予500 mL0.9%氯化钠注射液冲洗管路；存在肝素类药物禁忌的患者，仅用0.9%氯化钠注射液冲洗管路。

三、抗凝治疗的并发症与处理

1. 抗凝不足引起的并发症

主要包括：管路和血滤器发生凝血；CRRT过程中或下机后发生血栓栓塞事件。

（1）常见原因：①患者存在因先天性原因或低蛋白等情况引起的抗凝血酶缺乏时，选用普通肝素或低分子量肝素作为抗凝药物；

②CRRT 使用抗凝剂剂量不足；③因出血倾向等原因进行了无抗凝剂的抗凝治疗。

（2）预防与处理：①存在持续出血或潜在出血风险时，选用枸橼酸钠、甲磺酸萘莫司他或阿加曲班作为抗凝药物；②CRRT 中及结束后需评估凝血状态变化，制定个体化的抗凝治疗方案；③采用无抗凝剂时应加强滤器和管路的监测，必要时给予 0.9% 氯化钠注射液进行冲洗；④有条件时监测抗凝血酶活性；⑤应用抗凝剂的 CRRT，不建议常规使用 0.9% 氯化钠注射液间断冲洗管路；⑥当出现血栓栓塞事件时应予抗凝、促纤溶等治疗；⑦滤器凝血后及时更换。

2. 出　血

（1）常见原因：①CRRT 中抗凝剂剂量过大；②有出血风险或存在潜在出血性疾病时使用抗凝剂。

（2）预防与处理：①CRRT 治疗前充分评估出血风险，治疗中监测凝血状态，确立个体化抗凝治疗方案。②若治疗中发生出血，积极处理出血原因，针对抗凝剂给予相应治疗。如肝素过量可予鱼精蛋白；枸橼酸蓄积时停药及补充钙剂；阿加曲班过量可短暂观察，严重过量可给予凝血酶原制剂或血浆。③出血的患者须重新评估凝血状态，重新选择抗凝方式，或减少甚至停用抗凝药物。

3. 抗凝剂本身的药物不良反应

（1）肝素诱导的血小板减少症（HIT）。HIT 是由针对肝素和血小板因子 4（PF4）超大型复合物的免疫球蛋白 G 抗体的形成引起的。

应用肝素类药物治疗后，若 5~10 d 内血小板降低，且达到 50% 以上或降至 10×10^9/L 以下，以及 HIT 抗体阳性，可以临床诊断 HIT；HIT 往往合并血栓栓塞性疾病（多见于深静脉），一般停用肝素 5~7 d 后，血小板计数恢复正常，则更支持诊断。

应立即停药，给予抗血小板、抗凝、促纤溶等治疗，预防血栓形成；一般曾发生过 HIT 的患者，禁止再使用肝素类制剂，在 HIT 发生后 100 d 内，再次应用肝素或低分子量肝素可诱发伴有全身过敏反应的急发性 HIT。但临床也有发生 HIT 后再起用肝素类药物未再发生 HIT 的报道，故因视具体情况而定。

（2）高钙血症、低钙血症、高钠血症和代谢性碱中毒。应用枸橼酸钠抗凝时，使用剂量过大或时间过长可导致低钙血症、代谢性碱中毒、高钠血症等。若补充钙剂过量，可出现高钙血症。

以下这些措施可防止出现上述情况：CRRT 中密切监测游离钙、酸碱平衡及电解质情况，一般为了解即刻的情况多检测血气分析，及时调整枸橼酸钠、碳酸氢钠和（或）钙剂的补充量及泵入速度；在 CRRT 治疗中选用无钙、无碱、低钠的置换液时，仍需密切监测；发生上述情况后需调整抗凝剂量，严重时立即停止抗凝剂的泵入；必要时更换抗凝方式，也可采用两种抗凝方式联合的方法。

（3）枸橼酸蓄积，又称枸橼酸中毒，严重低氧血症、器官功能障碍和低灌注等情况造成三羧酸循环障碍，导致血液中枸橼酸蓄积。蓄积的枸橼酸结合了大量游离钙离子，同时导致代谢性酸中毒，表现为：总钙 / 游离钙 > 2.5，呈上升趋势（游离钙降低而总钙不降低）；离子低钙血症逐渐加重；离子钙的补充量逐渐增加；血气分析提示代谢性酸中毒。

检查枸橼酸给药点是否正确，有无直接进入患者体内，针对枸橼酸蓄积的措施如下：①改善血流动力学和组织灌注，以纠正缺氧和休克；②降低枸橼酸输注速度，监测游离钙变化；③最后，如上述治疗无效，则更换抗凝方法。

第二节　酸碱平衡与电解质管理

CRRT 能够治疗多种电解质紊乱，在 CRRT 过程中，所有电解质都可以自由通过滤过膜，随着 CRRT 治疗时间延长，血电解质浓度将接近置换液电解质浓度。电解质变化的速度取决于血液和置换液之间电解质浓度的差异以及置换液速度。

需要注意的是，虽然血清电解质浓度并不能反映全身的真实储备量，但过高或过低的血清电解质浓度仍可能引发症状并造成不良的生理和代谢影响。特别是钾离子（K^+），作为主要的细胞内阳离子，血清和细胞内浓度之间的关联性较弱。血清镁离子（Mg^{2+}）浓度几乎与全身储备量无关，而持续的低钾血症可能是全身镁缺乏的唯一线索。

在开具 CRRT 处方时，应充分考虑电解质的丢失以及电解质的摄入。外源性钾离子（K^+）的来源主要是输注库存血。输血也是低钙血症的重要原因，因为库存血中含有枸橼酸盐抗凝剂。电解质丢失的常见原因见表 5-3。

表 5-3　电解质丢失的常见原因

原　因	丢失的电解质
大量胃液丢失	Na^+、Cl^-
出汗	Na^+、Cl^-
多尿	Na^+、Cl^-、K^+、Mg^{2+}
腹泻	Na^+、Cl^-、K^+、Mg^{2+}
腹水引流	Na^+、Cl^-

一、钠离子紊乱

尽管肾衰竭患者经常会出现钠离子紊乱，但 CRRT 很少作为纠正钠离子紊乱的主要手段，临床往往通过口服或静脉补液纠正钠离子水平。但在 CRRT 处方制定过程中需充分考虑补充的液体总量。

（一）高钠血症

高钠血症表现为口渴、嗜睡、昏迷、癫痫发作、肌肉震颤、僵硬等症状，以及颅内出血的风险增加。当血清钠离子浓度较正常水平增加 3~4 mmol/L 时，通常会出现口渴。缺乏口渴感的高钠血症往往与中枢神经系统疾病有关。高钠血症的常见病因见表 5-4。

表 5-4　高钠血症的原因

类 型	病 因	尿 液
低容量性高钠血症	肾脏丢失、肠道丢失、利尿、尿崩症、摄入不足、饮水过少、梗阻后多尿、肾髓质损害	Na$^+$ > 20 mmol/L、等渗或低渗
正常容量性高钠血症	饮水过少、通气过度、发热	Na$^+$ 可变，低渗、等渗或高渗
高容量性高钠血症	高渗盐水输入过多、碳酸氢钠输入过多、食盐中毒、原发性醛固酮增多症	Na$^+$ > 20 mmol/L、等渗或高渗

1. 纠正速度

如果是急性（< 12 h）高钠血症，应快速纠正；1~3 d 的高钠血症应逐渐纠正钠离子水平，特别是对于慢性高钠血症（> 2 d），避免因渗透压突然降低而引起脑水肿。建议血清钠离子浓度降低速度小于 0.7 mmol/h。

2. 低 / 正常容量性高钠血症的处理

（1）减少置换液或透析液中的钠离子浓度。

（2）通过口服补液来补充水分，但需注意调整 CRRT 超滤量，保持机体液体平衡。

（3）存在中枢性尿崩症的患者，限制盐的摄入并给予噻嗪类利尿剂。完全性中枢性尿崩症需要使用去氨加压素，鼻内给药每日 2 次，每次 10 μg 或静脉应用每日 1~2 次，每次 1~4 μg；部分性中枢性尿崩症可能需要去氨加压素，也可使用氯磺丙脲和氢氯噻嗪。

（4）存在肾性尿崩症的患者，管理方式包括去除诱因、低盐饮食和使用噻嗪类利尿剂。高剂量去氨加压素可能有效。

3. 高容量性高钠血症的处理

（1）利尿剂的使用，需注意尿中排钠和排水程度不平行，应监测血钠水平以确定利尿治疗过程中水分的平衡管理。

（2）CRRT 纠正容量和钠负荷，治疗过程中监测血钠浓度以确保适当的钠离子浓度降低速度。

（二）低钠血症

低钠血症可能引起恶心、呕吐、头痛、疲劳、虚弱、肌肉抽搐、迟钝、精神病、癫痫发作和昏迷，低钠血症可能会加剧高钾血症对心脏的影响。症状取决于血钠浓度降低的速率和幅度（表 5-5）。

表 5-5　低钠血症的原因

类型	病因	尿液 Na⁺
低容量性低钠血症	肾丢失：利尿剂过量、脑耗盐综合征、盐皮质激素缺乏；肾外丢失：呕吐、腹泻、烧伤、胰腺炎	> 20 mmol/L
等容量性低钠血症	水中毒、不适当的抗利尿激素（ADH）分泌、甲状腺功能减退症、药物（如卡马西平、氯磺丙脲）、糖皮质激素缺乏、运动相关性低钠血症、原发性烦渴症、疼痛、应激、急性精神病	> 20 mmol/L 或 < 20 mmol/L
高容量性低钠血症	肾病综合征、心力衰竭、肝硬化、肾功能不全	< 20 mmol/L

1. 低钠血症的分类

（1）根据血钠水平的分类：血钠为 130~135 mmol/L 为轻度低钠血症；血钠为 125~129 mmol/L 为中度低钠血症；血钠 < 125 mmol/L 为重度低钠血症。

（2）根据进展速度分类：低钠血症存在 < 48 h 为急性低钠血症；低钠血症存在 ≥ 48 h 为慢性低钠血症；若不能确定低钠血症存在时间，在除外可引起急性低钠血症的因素（包括手术后期，烦渴，运动，结肠镜检查的准备，应用甲基苯丙胺、催产素、噻嗪类利尿剂、去氨加压素、抗利尿激素及静脉应用环磷酰胺等）后，建议考虑为慢性低钠血症。

2. 纠正速度和程度

纠正速度和程度取决于病情发展速度以及患者是否有症状。对于慢性无症状低钠血症，纠正时 24 h 不应超过 4 mmol，且速度不应超过 0.3 mmol/（L·h）；对于慢性有症状低钠血症（如癫痫发作、昏迷），纠正速度应为 1~1.5 mmol/（L·h），直到症状消失，然后按照无症状病例进行纠正；对于急性低钠血症，其纠正速度存在争议，一般建议血钠的上升速度可以更快，但 24 h 应小于 20 mmol/L。初始纠正的合理目标是将血钠水平提高到 125~130 mmol/L。神经系统并发症 [如渗透性脱髓鞘综合征（ODS）] 与血钠纠正的速度有关，绝经前女性最容易发生这种并发症。

3. 高容量性低钠血症

如患者有癫痫、烦躁，可给予 1.8% 高渗盐水 100 mL，每 2~3 h 复查血钠离子水平，但在老年人和心功能不全的人群中，注意使用剂量。

（1）如患者有症状且伴有水肿，可以在 CRRT 中进行液体清除，并辅以高渗盐水。每 2~3 h 复查血钠离子水平。使用成品的置换液或透析液时，可以适当增加钠浓度。

（2）如没有症状，管理好每日液体出入量。

（3）如果低钠血症持续存在，考虑为抗利尿激素分泌失调综合征（SIADH），给予等渗盐水，并酌情使用呋塞米、地美环素等。

4. 低容量性低钠血症

（1）如果有症状（如癫痫、烦躁），给予等渗（0.9%）盐水，尤其是紧急情况下，可以考虑初始使用高渗（1.8%）盐水。

（2）如果无症状，可使用等渗（0.9%）盐水。

（3）在 CRRT 中保持液体平衡。

二、钾及镁离子紊乱

钾离子（K^+）和镁离子（Mg^{2+}）主要存在于细胞内。它们的全身浓度取决于摄入和排泄的平衡；在血浆中的浓度由全身储量以及跨细胞膜的分布决定。对于钾离子（K^+），血浆 pH 和钠离子（Na^+）浓度也会影响其浓度。排泄主要由肾脏控制，少部分通过肠道排泄。

（一）高钾血症

高钾血症是临床常见的离子代谢紊乱之一，国内外主流指南将血钾 > 5.0 mmol/L 定义为高钾血症，而我国医院以血钾 > 5.3 mmol/L 或 > 5.5 mmol/L 作为高钾血症的诊断标准。急性重度高钾血症可引起弛缓性麻痹、致死性心律失常，甚至心搏骤停等严重后果。其严重性取决于血钾升高的程度、速度，是否合并其他电解质、水代谢紊乱以及患者的基础疾病状态（表5-6）。肾素－血管紧张素－醛固酮系统抑制剂、β受体阻滞剂、保钾利尿剂的应用，低钠高钾饮食以及相关合并症的存在均增加了高钾血症的发生风险。

高钾血症引起的临床症状主要与心肌、神经肌肉兴奋性降低相关。轻度高钾血症通常无临床症状，部分急性轻度高钾血症患者可出现肌肉轻度震颤、手足感觉异常等症状。随着血钾水平升高，急性重度高钾血症可引起弛缓性麻痹、致死性心律失常，甚至心搏骤停等严重后果。慢性高钾血症的临床表现无特异性，经常被原发疾病所掩盖。

表5-6　急性高钾血症的严重程度示意图

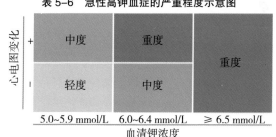

1. 临床分类

（1）急性高钾血症：短时间内血钾迅速升高，超过正常范围，可以为第一次发作，也可以是慢性高钾血症的单次急性发作。

（2）慢性高钾血症：1年内超过一次出现血钾 > 5.0 mmol/L，称为慢性高钾血症，血清钾浓度持续高于正常上限也可定义为慢性高钾血症。慢性高钾血症需要进行长期针对性管理。

2. 原　因

（1）肾排泄减少：如肾功能衰竭、肾上腺皮质功能不全、糖尿病、应用保钾利尿剂。

（2）细胞内钾释放：例如酸中毒、细胞溶解，包括横纹肌溶解、溶血和肿瘤溶解。

3. 治疗管理

常用降钾药物包括葡萄糖酸钙、葡萄糖－胰岛素溶液、碳酸氢钠注射液、排钾利尿剂、钾离子结合剂，如环硅酸锆钠散和聚苯乙烯磺酸钙等。透析患者药物降钾效果不佳时可同时行紧急血液净化治疗。

（二）低钾血症

血清钾＜3.5 mmol/L 称为低钾血症。多数低钾血症患者没有临床症状或仅有轻微乏力等不典型症状。若血钾＜2.5 mmol/L，为重度低钾血症，可出现肌肉疼痛、心律失常、呼吸肌麻痹等，甚至危及生命。低钾血症的典型表现包括以下几点：心律失常（房性心动过速、室性心动过速甚至尖端扭转型室性心动过速），心电图改变（ST 段压低、T 波低平、U 波等），便秘，肠梗阻，虚弱。

1. 临床分类（表 5-7）

表 5-7　低钾血症临床分类

分　类	血清钾浓度	特　点
轻度低钾血症	3.3~3.5 mmol/L	症状不明显
中度低钾血症	2.5~3.0 mmol/L	多有症状
严重低钾血症	＜2.5 mmol/L	出现严重症状
致死性低钾血症	＜1 mmol/L	随时有生命危险

2. 原　因

（1）摄入不足。

- 禁食（昏迷、消化道梗阻、吞咽困难）。
- 偏食。
- 厌食。

（2）排出过多。

- 胃肠道丢失过多。
- 呕吐频繁（幽门梗阻）。
- 胃肠、胆道引流。
- 腹泻。
- 皮肤：长期高温作业，钾离子随大量汗液排出未补充。
- 经肾失钾：利尿剂（噻嗪类利尿剂、呋塞米等）；渗透性利尿；

盐皮质激素作用增强；原发性醛固酮增多症、继发性醛固酮增多症；食用甘草；糖皮质激素增多 [皮质醇增多症（Cushing 综合征）、类Cushing 综合征）；肾小管疾病。

（3）钾向细胞内转移。

- 碱中毒、钡中毒。
- 低钾血症性周期性麻痹。
- β 肾上腺素受体活性增强。
- 糖原合成增强。

3. 治疗管理：钾的补充

（1）补钾量：参照血清钾水平，大致估计补钾量（1g 氯化钾相当于 13~14 mmolK$^+$）。一般每日补钾以不超过 200 mmol（相当于 15 g 氯化钾）为宜。

（2）补钾种类：药物补钾常用氯化钾、枸橼酸钾及门冬氨酸钾镁（对既缺钾又缺镁者尤为适用）。

（3）补钾方法。途径：口服补钾，以氯化钾为首选。血钾为 2.5~3.5 mmol/L 时如患者症状轻微可以仅口服补钾，严重病例（血钾 < 2.5 mmol/L 或症状明显）需静脉补钾，一般以每小时补入 10~20 mmol 为宜。也可行 CRRT 治疗，同时纠正多种电解质紊乱，置换液中钾离子浓度的选择见表 5-8。

表 5-8　CRRT 置换液中钾离子浓度的选择

目标钾浓度	选择方案
> 4 mmol/L（高钾血症）	使用低钾浓度置换液（0~2 mmol/L）
3~4 mmol/L	使用标准浓度置换液（3~4 mmol/L）
< 3 mmol/L（低钾血症）	使用高钾浓度置换液（5~7 mmol/L）
< 2 mmol/L（严重低钾血症）	在中央静脉插管前，用高浓度钾液（20~40 mmol/L）治疗

（三）低镁血症

镁离子主要存在于细胞内，是多种酶的辅助因子，在调节血压、心肌电活动、神经肌肉传导、胰岛素代谢等生理过程中发挥着至关重要的作用。

正常血清 Mg^{2+} 浓度为 0.75~1.25 mmol/L；低镁血症定义为血清 Mg^{2+} 浓度 < 0.4 mmol/L，可出现烦躁、癫痫发作、肌无力、嗜睡、心律失常等症状。

1. 原　因

（1）丢失过多（例如利尿剂）、其他多尿原因（包括糖尿病控制不良）、严重腹泻、持续呕吐、大量胃液丢失等。

（2）摄入不足（例如饥饿）、静脉营养、酗酒、吸收不良综合征等。

2. 治疗管理

（1）对于严重且有症状的低镁血症，可以静脉补充硫酸镁（1g 硫酸镁相当于 8~9 mmol Mg^{2+}），3~5 min 内补充 10 mmolMg^{2+}。如有需要，可以重复 1~2 次。

（2）对于无症状的低镁血症，可以缓慢静脉补充硫酸镁。

（3）口服硫酸镁具有通便作用，但可能导致严重腹泻，不推荐常规用于镁的补充。

（四）高镁血症

高镁血症罕见。然而肾功能衰竭患者在接触含镁制剂或泻药时，即使使用常规治疗剂量，也可能发生严重高镁血症。大多数高镁血症病例是轻度的（ < 1.5 mmol/L）且无症状。然而，当血浆镁浓度超过 2 mmol/L 时，可能会出现神经肌肉症状、心血管症状和低钙血症等。

1. 原　因

（1）静脉注射镁制剂，如硫酸镁（通常用于子痫前期的治疗）。

（2）口服摄入（例如泻药，硫酸镁）。

（3）镁灌肠。

2. 治疗管理

血液净化可用于治疗严重症状性高镁血症，如腹膜透析、间歇性血液透析（IHD）和 CRRT。CRRT 纠正高镁血症的速度较 IHD 慢，其中 CVVHD/CVVHDF 模式对血镁的清除效率优于 CVVH，腹膜透析通常仅用于较轻的病例。在等待血液净化治疗的过程中，对于症状严重的患者，可以静脉注射钙剂作为镁的拮抗剂，通常用法为每 5~10 min 给予 100~200 mg 元素钙。

三、钙与磷代谢紊乱

慢性肾衰竭患者多伴发高磷血症和低钙血症，但 CRRT 治疗可能引起低磷血症等相关电解质紊乱，尤其是对 AKI 的患者。因此应在 CRRT 治疗的全过程注意监测血钙和血磷水平。

（一）低钙血症

血清总钙浓度为 2.2~2.6 mmol/L，离子钙浓度为 1.1~1.3 mmol/L，低于此水平即为低钙血症（总钙浓度需为校正后的水平）。低钙血症的症状包括抽搐（如手足搐搦）、肌无力、低血压、口周和四肢麻木感、低钙击面征（Chvostek 征）和低钙束臂征（Trousseau 征）、QT 间期延长、癫痫发作等。

1. 原　因

（1）与高磷血症相关。

（2）肾功能衰竭。

（3）横纹肌溶解早期。

（4）重症疾病，包括败血症、烧伤等。

（5）低镁血症。

（6）重症胰腺炎。

（7）骨软化症。

（8）过度水化。

（9）大量输血（枸橼酸钠结合）。

（10）呼吸性碱中毒。

2. 管　理

（1）如果存在呼吸性碱中毒，调整呼吸机设置，或者如果患者自发性呼吸过快并且激动不安，可给予镇静剂、面罩吸氧等。

（2）静脉补钙治疗。

（3）如有低镁血症或低钾血症存在，应及时纠正。

（4）继发于慢性肾脏病（CKD）的甲状旁腺功能亢进症，如患者未出现低钙抽搐等临床症状，可考虑口服或静脉补充钙剂和维生素D类似物。

（二）高钙血症

高钙血症的症状通常在血清总钙水平超过 3.25 mmol/L 时才出现。其症状取决于患者的年龄、高钙血症的持续时间和发生速度等。高钙血症的症状包括：恶心、呕吐、瘙痒、嗜睡、抑郁、狂躁、昏迷、多尿、肾结石、肾功能衰竭、心律失常等。在所有高钙血症的原因中，超过90% 的病例为甲状旁腺功能亢进症和恶性肿瘤。

1. 原　因

（1）恶性肿瘤（如骨髓瘤、肿瘤骨转移、肾上腺皮质功能亢进等）。

（2）原发性甲状旁腺功能亢进症。

（3）肉芽肿性疾病（如结节病、结核病）。

（4）钙、维生素 A 或维生素 D 过量摄入。

（5）药物（如噻嗪类利尿剂、锂制剂等）。

（6）少见的原因包括甲状腺功能亢进症、原发性慢性肾上腺皮质功能减退症（Addison disease）。

2. 管理（表 5-9）

（1）尽可能识别和治疗病因。

（2）监测血流动力学变化、尿量和心电图，密切监测血清 Ca^{2+}、PO_4^-、Mg^{2+}、Na^+ 和 K^+ 浓度。

表 5-9　药物剂量

利尿剂	呋塞米每 2~4 h 静脉注射 10~40 mg（可增至每 1~2 h 静脉注射 80~100 mg）
糖皮质激素	氢化可的松每日静脉注射 100 mg 或口服泼尼松 40~60 mg，连续 3~5 天
帕米膦酸盐	每次 15~60 mg 缓慢静脉注射
降钙素	静脉注射 3~4 U/kg，随后每天皮下注射 4 U/kg

（3）补充血容量可抑制钙离子在近端肾小管的重吸收，在给予利尿剂或任何其他治疗之前，应先进行等渗盐水补液。在补充足够血管内容量后，可以尝试使用呋塞米联合 0.9% 氯化钠（每天 6~8 L）进行强制利尿。

（4）糖皮质激素可用于血液系统癌症（如淋巴瘤、骨髓瘤等），维生素 D 过量和结节病相关的高钙血症。

（5）降钙素作用迅速，但作用持续时间较短，可能会出现反弹性高钙血症。

（6）双膦酸盐（例如帕米膦酸盐）和静脉给予磷酸盐应在其他措施失败后考虑，但需注意其毒性和潜在并发症。

（7）IHD 或 CRRT 可能是适当的选择，特别是在患者已经确立为少尿/无尿性肾功能衰竭和（或）液体过负荷时。

（8）使用不含钙的透析或置换液进行 IHD 或 CRRT 均是高钙血症的有效治疗方法。对于伴有严重恶性肿瘤相关高钙血症和肾功能衰竭或心力衰竭的患者，如果不能安全地进行水化处理，则可能需要行 CRRT。

（三）低磷血症

低磷血症即使在严重情况下（血清无机磷浓度低于 0.3~0.4 mmol/L）也可能无症状。症状可能包括肌无力、横纹肌溶解、感觉异常、溶血、血小板功能障碍和心力衰竭等。

1. 原　因

（1）病情危重。

（2）摄入不足。

（3）利尿剂治疗（包括联用低剂量多巴胺）。

（4）静脉营养（在大剂量静脉葡萄糖治疗，特别是联合胰岛素时，血磷水平迅速下降）。

（5）酗酒。

（6）原发性甲状旁腺功能亢进症。

2. 管　理

轻度低磷血症可通过口服磷酸盐治疗。在严重低磷血症且有症状的情况下，可静脉注射 20~40 mmol 磷酸氢钠或磷酸钾，持续输注 6 h，根据血磷水平可重复给药。

（四）高磷血症

1. 原　因

高磷血症可单独或同时出现在以下三种情况中：

（1）急性磷负荷，例如肿瘤溶解、横纹肌溶解。

（2）肾功能衰竭。

（3）磷重吸收增加，如甲状旁腺功能减退症、嗜铬细胞瘤、家族性肿瘤样钙质沉着症、双膦酸盐治疗、维生素 D 中毒等。

2. 管　理

急性和慢性高磷血症治疗有所不同。急性高磷血症伴有症状性低钙血症可能危及生命。可以通过盐水输注增加磷的排泄，但需注意可能会进一步降低血清钙浓度。

在患有症状性低钙血症的患者中，特别是肾功能受损时，通常建议进行 IHD 或 CRRT。与其他电解质不同，磷在 CRRT 中（血液滤过模式下）的清除效率更高，比 IHD 更有效，因此在重症患者长时间行 CRRT 过程中需监测血磷变化，必要时需补充。

四、酸碱失衡

（一）代谢性酸中毒

代谢性酸中毒是指细胞外液中 H^+ 浓度增高或 HCO_3^- 浓度降低（< 22 mmol/L）的病理过程。轻者可无临床症状，严重的代谢性酸中毒可见库斯莫尔呼吸（Kussmaul breathing）、心律失常、心肌收缩力减弱、中枢神经系统功能障碍等症状。

1. 分　类

（1）正常阴离子间隙的代谢性酸中毒：一般均伴有高氯血症，如肾小管酸中毒（RTA），及肠道丢失 HCO_3^- 过多引起的酸中毒。

（2）阴离子间隙增高的代谢性酸中毒：主要有尿毒症酸中毒，以及乳酸酸中毒、酮症酸中毒或甲醇中毒引起的代谢性酸中毒等。

（3）混合性代谢性酸中毒：即正常阴离子间隙的代谢性酸中毒和阴离子间隙增高的代谢性酸中毒混合存在，如肾小管酸中毒伴有酮症酸中毒等。

2. 原　因

（1）体内酸性物质产生过多：机体严重损伤（如败血症、挤压综合征、横纹肌溶解综合征、休克等）、缺氧、胰岛素严重缺乏以及某些毒物（甲醇、乙醇、乙二醇、水杨酸）中毒等，均可产生大量酸性物质。胰岛素严重缺乏引起酮体堆积可致酮症酸中毒，严重缺氧、肝功能损害等原因可致乳酸酸中毒。

（2）体内 HCO_3^- 丢失过多：肠道 HCO_3^- 的丢失如腹泻、肠瘘或胰瘘；肾脏 HCO_3^- 的丢失，如近端肾小管性酸中毒。

（3）体内酸性物质排出障碍：远端小管和集合管 H^+ 分泌受损，伴 NH_4^+ 排泄减少，如远端肾小管酸中毒（伴低钾血症或高钾血症）。肾功能衰竭 [肾小球滤过率（GFR）< 25 mL/min] 时，因肾脏排泄障碍，体内代谢产物如磷酸、硫酸等酸性物质增加，可发生尿毒症性酸中毒。

3. 一般管理

（1）应明确和治疗潜在的病因。

（2）如肾功能受损，IHD 和 CRRT 可快速纠正代谢性酸中毒。

（3）CRRT 可有效清除乳酸和酮体，但很少用作乳酸或酮症酸中毒的主要治疗方法。当代谢紊乱得到纠正时，乳酸和酮体也会被迅速代谢。

（4）使用标准或轻度碱性的透析液或置换液。避免碱剩余增加超过 5 mmol/L，因为乳酸或酮体的快速变化会导致碱中毒。

（5）在无尿的肾功能衰竭患者中，高氯血症不会自行纠正，CRRT 可有效纠正高氯血症性酸中毒。

（二）代谢性碱中毒

代谢性碱中毒的主要特征为血液中 HCO_3^- 增多，pH 增高，常伴有低钾血症。当患者动脉血 pH ≥ 7.55 时，死亡风险显著增加。代谢性碱中毒最常见的原因是经胃肠道或尿液丢失过多氢离子和氯离子。患者通常无症状，严重者可出现定向障碍、癫痫发作、昏迷等。

1. 原　因

（1）全身液体丢失，Cl⁻丢失通常由以下原因引起：利尿药、经鼻胃管抽吸大量胃内容物、呕吐、醛固酮增多症伴随 KCl 丢失、使用含有过量缓冲液（例如乳酸）的血液滤过置换液。

（2）过量给予碳酸氢钠。

（3）过量给予枸橼酸钠（如大量输血）。

（4）药物，包括滥用泻药、皮质类固醇。

（5）在皮质醇增多症、原发性醛固酮增多症、巴特综合征等疾病可出现。

2. 管　理

（1）补充液体、0.9% 氯化钠和钾离子，通常足以恢复酸碱平衡。

（2）原发性醛固酮增多症，可予以螺内酯治疗。

（3）通常不需要 CRRT 来治疗代谢性碱中毒，但在接受 CRRT 的患者中，代谢性碱中毒的管理原则与前述代谢性酸中毒相似。

（4）肾功能不全的严重代谢性碱中毒患者，如果无法进行 IHD 或 CRRT 治疗，可予以盐酸或氯化铵治疗。

（5）代谢性碱中毒可以由枸橼酸抗凝剂引起，使用枸橼酸抗凝时应严密监测。

第三节　容量管理

容量对重症患者是一把双刃剑。当累积的体液量或体重增加超过 10% 时定义为容量过负荷（fluid overload，FO）。FO 可显著降低患者恢复率，延长机械辅助通气时间，增加住院时间和病死率；超滤过多或过快容易导致血容量不足，器官缺血缺氧。

一、容量评估

要善于采用多种联合评估指标如液体的平衡、血压、脑利尿钠肽（BNP）、生物电阻抗、血容量等监测重症患者的容量状态，并动态评估容量反应性，维持患者中心静脉压（CVP）为 8~12 mmHg，平均动脉压（MAP）≥ 65 mmHg，中心静脉血氧饱和度（$ScvO_2$）≥ 70%，血细胞比容 ≥ 30%。

二、容量反应性评估

以下为常见的用于容量反应性评估的无创技术。

（1）被动抬腿试验：是预测容量反应性最简单、最可靠的动态测试办法。

（2）呼气末阻塞（EEO）试验：当呼气末停止呼气时，在呼气末正压水平下，静脉回流的循环中断，右心前负荷达到最大值。如果 EEO 足够长，右心前负荷的增加会传递到左心。每搏输出量和心输出量（CO）相应的增加可表明两个心室对前负荷的变化具有反应性。在 15 秒的 EEO 期间，CO 增加 ≥ 5% 则表明心功能位于 Frank-Starling 曲线的上升部分，提示患者具有较好的容量反应性。

（3）每搏量变异度（SVV）、脉搏压变异度（PPV）：采用心脏多普勒超声技术测量下腔静脉和上腔静脉直径变异度、SVV、PPV、大动脉峰流速的变异（△Vpeak）、主动脉血流速度时间积分变异（△VTI）。SVV、PPV 预测容量反应性的原理是通过心肺交互作用，胸腔内压随呼吸运动而发生周期性变化时，回心血量和 CO 发生周期性变化。采用心脏多普勒超声监测 CO 等指标随呼吸的变异度可预测容量反应性。变异度越大、容量反应性越好，液体复苏越有效。

（4）PICCO 监测技术：微创的脉搏指示连续心输出量（pulse indicator continuous cardiac output，PICCO）是经肺热稀释技术和脉搏波形轮廓分析技术的综合，是目前 ICU 常用的有创血流动力学监测技术之一，可用于指导 CRRT 容量管理。

三、CRRT 容量管理水平分级

根据评估频率和工作强度，CRRT 容量管理水平分为三级。

（1）一级水平：最基本的容量管理，适应于血流动力学稳定的患者。以 6~24 h 为 1 个时间单元。根据 6~24 h 应清除液体量，设定脱水速度。

（2）二级水平：将总容量控制目标细分到每小时，以此确定每小时 CRRT 净超滤率，然后根据即时液体输入量调整 CRRT 脱水速度。

（3）三级水平：适用于血流动力学不稳定的重症患者。患者的血流动力学指标作为液体管理的依据及目标，以此来调整超滤率，使患者达到符合生理要求的最佳容量状态。主要是通过患者的中心静脉压（CVP）、脉压、肺动脉楔压（PAWP）、平均动脉压（MAP）等来监测血流动力学指标。要求既能维持有效循环血容量和器官灌注，改善组织氧合，又能缓慢纠正容量失衡和酸碱紊乱。

四、容量管理策略

（1）CRRT 上机前应充分评估患者容量状态及容量反应性，使用最小补液量，既要维持组织有效灌注和循环血容量，又要避免间质和组织水肿。

（2）设定合理的 CRRT 超滤目标量。

（3）根据每日病情变化和治疗需求，随时调整 CRRT 参数。

（4）维持 CRRT 滤过分数为 25%~30%，根据血细胞比容调节置换液前、后稀释比例。

（5）对有脓毒症且合并 AKI 的患者，根据患者病程分期，充分评估并积极救治。

• 微循环障碍期：发病 6 h 内，采用血管外肺水指数、血管渗漏指数、心输出量、每搏输出量、脉搏压变异度、CVP、平均动脉压、中心静脉血氧饱和度、尿量等综合评估患者容量状态及容量反应。这一期间以液体复苏为主，积极纠正内环境紊乱。

• 多器官功能障碍期：发病 24~72 h，采取限制性液体治疗，保持出入平衡，主要清除炎症介质。

• 组织器官水肿期：发病 72 h 后，积极动态评估患者容量状态，保持负平衡，逐步清除液体维持血流动力学稳定、纠正酸碱平衡紊乱，清除炎症介质。

• 对血流动力学不稳定的患者，建议使用 CRRT，而非标准的间断性肾替代治疗；且实施三级水平容量管理。

• FO 会降低 CRRT 有效剂量，建议根据溶质清除效果增加处方剂量，至少 6 h 评价一次 CRRT 达成剂量。

五、超滤设定

1. 治疗剂量

应依据患者治疗需求和残存肾功能水平选择治疗剂量。推荐采用体重标化的废水量作为剂量单位，即 mL/（kg·h），又称为总置换速率，用于确定弥散、对流和混合模式下的 CRRT 剂量。总置换速率的确定因 CRRT 模式而异。治疗剂量建议为 20~25 mL/（kg·h），若采用前稀释治疗模式，治疗剂量可增加 5%~10%，脓毒症患者治疗剂量可增加到 30~35 mL/（kg·h）。至少每 24 h 对 CRRT 的处方剂量和达成剂量进行评估，要求达成剂量至少 > 80% 的处方剂量。当 CRRT 预计治疗时间不足 24 h 时，需通过增加治疗剂量达到治疗目的。

2. 滤过分数

滤过分数（FF）是超滤量与经过滤器血流量的比值，一般要求控制在 25%~30% 以内。对于 CVVH 和 CVVHDF 模式，置换液有三种输注方式，一种为前稀释，即从血滤器前的动脉端管路输入；一种为后稀释，从血滤器后的静脉端管路输入；一种为混合稀释，同时从动脉端管路和静脉端管路输入。前稀释有利于降低滤过分数从而延长滤器寿命，而后稀释则具有更高的溶质清除效率。

3. 设定超滤速率

超滤治疗的目标是纠正容量过负荷，使患者体液容量恢复正常。

（1）CRRT 超滤率为单位时间在正跨膜压下通过滤器从血液里清除的液体总量。

（2）CRRT 净超滤率为单位时间由 CRRT 机器从患者体内清除的净液体量。

单位时间内 CRRT 超滤量包括同期 CRRT 净超滤量、置换液量、碳酸氢钠量、枸橼酸钠量和冲水量等。CRRT 超滤率与 CRRT 剂量相关，超滤率越大，溶质清除越多。

根据既往研究，超滤速度越快越容易发生低血压，当超滤率平均为 0.1~0.2 mL/（kg·min）时，低血压发生率仅为 10%~15%；当超滤率达到 0.5~0.6 mL/（kg·min）时，低血压的发生率高达 60%~100%。

超滤剂量的确定需结合患者容量状态（如有无水肿、能否平卧、心脏舒张期奔马律、双肺底湿啰音及浆膜腔积液情况等）、CVP 和（或）肺毛细血管楔压（PCWP）、HCT 等指标进行综合判断。开始治疗时血泵流量通常设置为 20~30 mL/min，超滤速度设置为 200~300 mL/h，然后根据患者的治疗反应、血压、心率等调整超滤速度。如超滤治疗期间血压进行性下降，收缩压＜ 90 mmHg，伴心率加快，提示低血容量，应降低超滤速度，必要时暂停或中止治疗。低蛋白血症患者更易发生低血压。

六、CRRT 处方与参数调整

CRRT 处方包括容量平衡目标、24 h 出入量、置换液速度、透析液速度、碳酸氢钠速度、净超滤量、抗凝剂类型、枸橼酸钠速度、治疗时间、滤器及管路类型、患者生命体征、血流动力学目标范围（三级水平容量管理）、置换液配方与浓度、CRRT 体外循环压力监测等信息。

在 CRRT 超滤过程中，出现血流动力学不稳定时，应及时降低净超滤率或停止超滤，重新评估；如 ScvO$_2$ 下降，血细胞比容降低伴 CVP 升高时，提示血管内血浆再充盈速度较快，可适当增加净超滤率，重新调整容量管理目标。

总之，应根据患者的具体病情、每天出入量、所需超滤总量、治疗时间等综合评估超滤速度以维持患者每天的液体平衡状态。

第四节　抗生素管理

危重症患者常常需要同时进行 CRRT 和抗生素治疗。在 CRRT 期间，抗生素的药代动力学（pharmacokinetics，PK）可能受到影响，目前尚缺乏 CRRT 期间抗生素治疗剂量的推荐和建议。CRRT 治疗时，抗生素的清除受患者病理状态（残余肾功能、非肾脏清除率改变、低蛋白血症等）、药物因素（表观分布容积、相对分子质量、蛋白结合率、亲疏水性、电荷等）及 CRRT（模式、剂量、膜材特性、治疗时长等）影响，需根据 PK 调整和进行治疗药物监测。但是目前 CRRT 参数及治疗剂量多样化，给管理和统一抗生素用药方案增加了难度。本章节旨在为临床接受 CRRT 治疗的危重症患者提供抗生素使用的建议，以保障抗生素使用的有效性和安全性。

一、CRRT 对抗生素的影响因素

1. 患者相关因素

患者年龄、性别、体重、感染严重程度、肝肾功能障碍等均可显著影响药物的 PK。对于接受 CRRT 治疗的重症感染患者，应考虑器官功能状态带来的 PK 差异，进行血药浓度监测并结合病原学结果调整抗生素剂量。

2. 抗生素自身特性及清除途径

（1）药物自身特性对 CRRT 时药物清除的影响。

●药物的相对分子质量：药物相对分子质量越小，通过透析清除的速度越快。

●药物的表观分布容积：表观分布容积（Vd）越大，CRRT 时清除效果越差。

●药物的蛋白结合率：药物的蛋白结合率越高，游离状态的药物越少，CRRT 对药物的清除影响越小。游离的药物更易通过滤器被清除，因此需要增加剂量或缩短给药间隔。一般认为，蛋白结合率大于 80% 的药物，CVVHF/CVVHDF 清除率很小。

（2）药物清除途径：通常药物的清除是肾脏清除（CI_R）、肾外器官（肝、消化道、皮肤等）清除（CI_{NR}）和体外清除（CI_{EC}）的总和。若药物主要通过肾脏清除，在 AKI 时 CRRT 则是该药物的主要清除途径，须关注药物剂量的调整。

3. CRRT 对抗生素剂量的影响

（1）滤器在通透性、膜材料和膜面积方面的不同，可导致药物清除率存在差异。

●滤膜通透性：滤膜通透性通常由筛选系数（sieving coefficient，SC）和（或）饱和系数（saturation coefficient，SA）来表示。SC 和 SA 分别表示超滤液和透析废液中溶质浓度与血液溶质浓度的比值。SC 或

SA=0 代表所有药物不能通过滤器，而 SC 或 SA=1 代表所有药物可以通过 CRRT 滤器，即 SC 越接近于 0 说明药物越难被清除；越接近于 1，则药物越容易被清除。但是药物的相对分子质量、蛋白结合率、电荷及滤过膜的特性均可影响筛选系数。一项前瞻性研究发现，利福平、替考拉宁、环丙沙星、左氧氟沙星、利奈唑胺、哌拉西林钠－他唑巴坦钠、美罗培南、万古霉素、复方磺胺甲噁唑在 CVVH 期间均具有较高的 SC，提示 CVVH 对上述抗生素药物的清除率较大。与间歇性血液透析滤器相比，CRRT 滤器孔径较大，可以有效去除大分子物质。

● 滤膜材质：不同的 CRRT 膜材料也会影响抗生素的清除。常见的 CRRT 滤膜包括聚砜、聚甲基丙烯酸甲酯和聚丙烯腈膜。在这些滤膜中，聚丙烯腈膜具有由丙烯腈/甲代烯丙基磺酸酯共聚物制成的氢结构，可以吸附大量蛋白质。所以与聚砜膜相比，聚丙烯腈膜吸附抗生素能力较强。

● 滤膜面积：最近的一项研究表明，与 0.9 m^2 滤膜滤器相比，患者使用 1.5 m^2 滤膜滤器行 CVVHDF 需要更高的哌拉西林钠－他唑巴坦钠剂量。因此调整剂量时应考虑 CRRT 期间的滤器膜面积。然而，由于对 CRRT 滤器吸附抗生素的研究有限，目前还没有准确的剂量调整建议。

● 滤器使用时间：因为蛋白质在滤器膜上的积聚，CRRT 清除性能随着滤器的使用时间延长而下降。滤器中空纤维内凝血也减少了用于清除的总表面积。这些因素都会影响药物清除率。

（2）CRRT 模式：CRRT 不同模式及治疗剂量使药物清除存在差异，抗生素剂量调整时应综合考虑患者接受 CRRT 的模式及治疗剂量。CVVH 模式在静水压驱动下，中、小分子药物易进行跨膜转运。CVVHD 模式下，小分子药物易从高浓度侧通过弥散作用向低浓度侧转移。与弥散模式相比，对流模式可去除分子量较大的药物。CVVHDF 同时结合了对流和弥散机制，溶质通过浓度梯度及压力梯度清除。对于非肾脏清除药物，各种 CRRT 模式对清除率影响区别不明显，如伏立康唑主要通过肝脏代谢，蛋白结合率高，Vd 大，CVVHDF 清除只占药物总清除率的（11±7）%，CVVH 和 CVVHDF 之间亦无显著差异。

（3）CRRT 治疗剂量：CRRT 治疗剂量是透析液流速（Qd）和超滤液流速（Qf）的总和。2012 年 KDIGO 临床实践指南建议接受 CRRT 的患者接受 20~25 mL/（kg·h）的治疗剂量。然而，CRRT 治疗剂量在临床实践中仍然存在很大差异。研究表明，较高的治疗剂量会增加某些药物的清除率，可能需要更高的抗生素剂量。并且前稀释模式下，血液在进入滤器前被稀释，因此药物浓度在滤过前被稀释，相比后稀释模式 CRRT 对药物清除减少。

CRRT 中药物清除率与药物 SC 密切相关，可以通过 SC、SA 和 CRRT 治疗剂量按照如下方式计算：一般来说，CVVHD 模式下 的 清 除 率（CLCVVHD）=Qd×SA；CVVHDF 模式下的清除率（CLCVVHDF）=(Qf+Qd)×SA；CVVH 后稀释模式下的清除率[CLCVVH（post）]=Qf×SC，而 CVVH 前稀释模式下的清除率 [CLCVVH（pre）] 尚需考虑血液流速（Qb）和置换液流速（Qrep）的影响，CLCVVH（pre）=Qf×SC×Qb/（Qb+Qrep）。但由于危重症患者存在个体差异，简单地根据流速调整剂量可能不足以确保达到抗生素药代动力学或药效动力学靶值。

二、CRRT 时的抗生素剂量调整策略

1. 根据目标血药浓度计算负荷量

药物负荷量＝目标血药浓度 ×Vd。

由于 CRRT 持续清除的特性以及药物的体内再分布，与肾功能正常患者的起始剂量相比，行 CRRT 的患者需要更高的负荷剂量。尤其是亲水性抗生素，包括 β-内酰胺类、头孢菌素类和碳青霉烯类，因此强烈建议主动给予负荷剂量（大于正常剂量 25%）。

2. 根据患者残余肾功能和 CRRT 治疗剂量推算药物维持量

计算总体清除率 [总体清除率 = 肾脏清除率（CI$_R$R）+ 肾外清除率（CI$_{NR}$R）+CRRT 清除率]，若 CRRT 对药物的清除占总清除率的 25% 以上，需考虑调整抗生素剂量和方案：

（1）参考现有临床资料（文献、药品说明书等）初步决定给药

剂量和给药方案。

（2）推算维持量 / 给药间隔，时间依赖性抗生素计算清除率（清除率 = 目标血药浓度 × 总体清除率），然后推算出 24 h 需要给药的总剂量；浓度依赖性抗生素，计算清除半衰期（清除半衰期 = 0.693 × 总体清除率 /Vd），推算给药间隔。

（3）参考现有临床资料推荐的抗生素给药方案，表 5-10 中推荐的抗生素剂量及用法均来源于文献报道。

3. 个体化给药方案

参考前述提及的众多抗生素剂量调整影响因素，临床上要给出准确的剂量调整方案目前是非常困难的，我们能做到的是把握剂量调整的总体方向正确。但对于一些治疗窗比较窄的药物，如氨基糖苷类抗生素、万古霉素、替考拉宁等，应尽可能进行血药浓度监测（TDM），以平衡其药效与毒性。

表 5-10　CRRT 不同模式下抗生素的剂量调整

药物名称	清除途径	分布容积	蛋白结合率	CRRT 不同模式下维持剂量		
				CVVH	CVVHD	CVVHDF
阿米卡星	肾脏	0.25~0.4 L/kg	0~10%	负荷剂量 25 mg/kg，维持剂量 7.5 mg/kg，q24~48 h	根据首剂量药代动力学对接受 CVVHD 的患者制定个体化的给药方式	负荷剂量 25 mg/kg
庆大霉素	肾脏	0.26~0.4 L/kg	<5%	负荷剂量：2~3 mg/kg。维持剂量：2~3 mg/kg，q24~36 h（血药浓度 <1 mg/L 时再给予）；对于合并全身革兰氏阴性杆菌严重感染的患者，1.5~2.5 mg/kg，q24~48 h	维持剂量：对于合并轻度尿路感染的患者，1 mg/kg，q24~36 h（血药浓度 <1 mg/L 时再给予）；对于合并中至重度尿路感染的患者，1~1.5 mg/kg，q24~36 h（血药浓度 <1.5~2 mg/L 时再给予）；对于合并全身革兰氏阴性杆菌严重感染的患者，推荐负荷剂量 4 mg/kg，维持剂量 1.5~2.5 mg/kg	负荷剂量：1 mg/kg，q24~36 h（血药浓度 <1 mg/L 时再给予）；对于合并中至重度尿路感染的患者，1~1.5 mg/kg，q24~36 h（血药浓度 <1.5~2 mg/L 时再给予）；对于合并全身革兰氏阴性杆菌严重感染的患者，推荐负荷剂量 4 mg/kg，维持剂量
妥布霉素	肾脏	0.26~0.4 L/kg	<5%	负荷剂量：2~3 mg/kg，维持剂量：2~3 mg/kg，q24~48 h（血药浓度 <3~5 mg/L 时再给予）	维持剂量：2~3 mg/kg，q24~48 h（血药浓度 <3~5 mg/L 时再给予）	维持剂量：对于革兰氏阴性杆菌感染 1.5~2.5 mg/kg，q24~48 h（血药浓度 <3~5 mg/L 时再给予）
氨苄西林	50%~90% 由肾脏代谢，12%~50% 由肝脏代谢	0.28 L/kg	20%	负荷剂量 2 g，q8~12 h，维持剂量 1~2 g，q8~12 h	负荷剂量 2 g，q8 h，维持剂量 2 g，q8 h	负荷剂量 2 g，维持剂量 1~2 g，q6~8 h
氨苄西林钠 - 舒巴坦钠（2∶1）	肾脏	0.22 L/kg	20%	负荷剂量 1.5~3 g，q8~12 h，维持剂量 3 g，q8~12 h	负荷剂量 1.5~3 g，q8 h，维持剂量 3 g，q8 h	负荷剂量 3 g，维持剂量 1.5~3 g，q6~8 h

续表

药物名称	清除途径	分布容积	蛋白结合率	CRRT不同模式下维持剂量		
				CVVH	CVVHD	CVVHDF
哌拉西林钠-他唑巴坦钠(8:1)	肾脏	0.3 L/kg	30%	1~2 L/h: 3.375g, q6~8 h (CI > 4 h; IB: q6 h) 3+ L/h: 3.375g, q6~8 h (CI > 4h; IB: q6 h), 高流速或考虑病原体不敏感时考虑负荷量+持续输注(第1天11.25 g/d, 之后9 g/d 或持续4.5 g, q6~8 h(CI > 4 h; IB: q6 h)	1~2 L/h: 3.375 g, q6~8 h (CI > 4 h: q6 h) 3+ L/h: 3.375 g, q6~8 h (CI > 4 h: q6 h), 高流速或考虑病原体不敏感时考虑负荷量+持续输注(第1天11.25 g/d, 之后9 g/d 或4.5 g, q6~8 h (CI > 4 h: q6 h)	1~2 L/h: 3.375 g, q6~8 h (CI > 4 h; IB: q6 h); 3+ L/h: 4.5 g, q6~8 h (CI > 4 h: q8 h; IB: q6 h)
头孢唑林	80%~90%经肾脏清除	0.12 L/kg	74%~86%	负荷量2 g, 维持剂量1~2g, q12 h	负荷剂量2 g, 维持剂量2 g, q12 h	负荷剂量2 g, 维持剂量1 g q8 h或2 g q12 h
头孢吡肟	85%经肾脏清除	18~20 L(L/kg)	20%	1 L/h: 1 g, q8 h 2 L/h:1g, q6 h或2 g, q8 h(或者负荷剂量2 g, 随后持续输注4 g/24h) 3+ L/h: 1 g, q6 h或2 g, q8 h(输注时间3~4 h或持续输注)	1 L/h: 1 g, q8 h 2 L/h:1 g, q6 h或2 g, q8 h或者负荷剂量2 g, 随后持续输注4 g/24h 3+ L/h: 1 g, q6 h或2 g, q8 h(输注时间3~4 h或持续输注)	1 L/h: 1 g, q8 h 2 L/h:1g, q6 h或2 g, q8 h或负荷剂量2 g, 随后持续输注4 g/24h 3+ L/h: 1 g, q6 h或2 g, q8 h(输注时间3~4 h或持续输注)
头孢噻肟	80%经肾脏清除	0.15~0.55 L/kg	30%~50%	1~2 g, q8~12 h	1~2 g, q8 h	1~2 g, q6~8 h

续表

药物名称	清除途径	分布容积	蛋白结合率	CRRT 不同模式下维持剂量		
				CVVH	CVVHD	CVVHDF
头孢他啶	80%~90% 经肾脏清除	0.28~0.4 L/kg	10%	负荷剂量 2 g，维持剂量 1~2 g，q12 h	负荷剂量 2 g 或 2 g，维持剂量 1 g, q8 h 或 2 g, q12 h, 革兰氏阴性杆菌 MIC ≥ 4 mg/L: 2 g, q8 h	负荷剂量 2 g，维持剂量 1 g, q8 h 或 2 g, q12 h, 革兰氏阴性杆菌 MIC ≥ 4 mg/L: 2 g, q8 h, 也可持续输注（负荷剂量 2 g，随后持续输注 3 g/24 h）
头孢曲松	肾脏、肝胆各清除 50%	0.15 L/kg	90%	1 g, qd	无调整	无调整
头孢哌酮/舒巴坦 或 舒巴坦（1:1 或 2:1）	肾脏清除率：头孢哌酮 25%，舒巴坦 84%	头孢哌酮 0.28 L/kg, 舒巴坦 0.14 L/kg	头孢哌酮 70%~90%，舒巴坦 38%	CVVH 治疗剂量 20-40 mL/(kg·h) 时，3.375 g, q6 h; 重症感染或病原菌 MIC 较高时，舒巴坦 ≥ 1 g, q8 h	3+ L/h: 4.5 g, q8 h	同 CVVHD
氨曲南	60%~70% 经肾脏清除，12% 经粪便清除	20.6 L	40%~65%	负荷剂量 2 g，维持剂量 1~2 g, q12 h	负荷剂量 2 g，维持剂量 1 g, q8 h 或 2 g, q12 h	负荷剂量 2 g，维持剂量 1 g, q8 h 或 2 g, q12 h
厄他培南	肾脏	0.11 L/kg	85%~95%	暂无数据	0.5~1 g, q24 h 或 0.5 g, q12 h	0.5~1 g, q24 h 或 0.5 g, q12 h
亚胺培南	75% 经肾脏清除	0.27 L/kg	15%~25%	MIC ≤ 2 mg/L: 0.5 g, q6 h; MIC4~16 mg/L: 1 g, q6 h	MIC ≤ 2 mg/L: 0.5 g, q6 h; MIC4~16 mg/L: 1 g, q6 h	MIC ≤ 2 mg/L: 0.5 g, q6 h; MIC4~16 mg/L: 1 g, q6 h

续表

药物名称	清除途径	分布容积	蛋白结合率	CRRT 不同模式下维持剂量		
				CVVH	CVVHD	CVVHDF
美罗培南	70% 经肾脏清除	0.29 L/kg	2%	CVVH 治疗剂量 20~40 mL/(kg·h), 1 g q12 h (输注大于3 h)	0.5 g, q8 h (输注大于3 h)	0.5 g, q6~8 h (输注大于3 h)
万古霉素	80%~90% 经肾脏清除	0.43~1.25 L/kg	55%	负荷剂量 20 mg/kg, 维持剂量 500 mg, q8 h	10 mg/kg, qd	负荷剂量 20 mg/kg, 维持剂量 500 mg q12 h
替考拉宁	80% 经肾脏清除	0.94~1.6 L/kg	90%~95%	负荷剂量 1200 mg, 维持剂量 600~1800 mg, q24 h	负荷剂量 800 mg, 维持剂量 400 mg, 48~72 h	负荷剂量 10~12 mg/kg, q12 h ×2 d; 10~12 mg/kg, q72 h
达托霉素	肾脏	0.1 L/kg	90%~93%	CVVHF 治疗剂量 ≤ 25 mL/(kg·h), 6~8 mg/kg q24 h	CVVHD 治疗剂量 30~40 mL/(kg·h), 8~10 mg/kg q24 h	同 CVVHD
利奈唑胺	30% 经肾脏清除	40~50 L	31%	无调整	无调整	无调整
多黏菌素 B	肾脏	0.07~0.20 L/kg	60%	无调整	无调整	无调整
环丙沙星	肾脏	1.9~2.8 L/kg	20%~40%	400 mg, q8 h	200 mg, q8 h	治疗剂量 4 L/h 时, 400 mg, q8 h
左氧氟沙星	75%~90% 经肾脏清除	1.5~2.5 L/kg	24%~38%	500~750 mg, q24 h	500~750 mg, q24 h	250~750 mg, q24 h
莫西沙星	20% 经肾脏清除	2.2 L/kg	30%~50%	无调整	无调整	无调整

续表

药物名称	清除途径	分布容积	蛋白结合率	CRRT 不同模式下维持剂量		
				CVVH	CVVHD	CVVHDF
氟康唑	80% 经肾脏清除	50 L	10%	CVVHF 治疗剂量 2 L/h 时 200~400 mg, qd	CVVHD 治疗剂量 2 L/h 时 400~800 mg, CVVHD 治疗剂量 4 L/h 时 600 mg, q12 h	CVVHDF 治疗剂量 2~3 L/h 时, MIC ≤ 8 mg/L, 400~800 mg, qd; MIC ≤ 8~16 mg/L, 800 mg, q24 h
伏立康唑	肝脏	4.6 L/kg	58%	口服无须调整剂量, 负荷剂量 400 mg, q12 h; 维持剂量 200 mg, q12 h	相同	相同
伊曲康唑	肝脏	> 700 L	99.8%	200 mg, q12 h × 2 d, 然后 200 mg, q24 h	相同	相同
两性霉素 B 脂质体	2%~5% 经肾脏清除	0.1~0.44 L/kg	90%	无调整	无调整	无调整
两性霉素 B 脱氧胆酸盐	无数据	4 L	91%~95%	无调整	无调整	无调整
卡泊芬净	1.4% 经肾脏清除	9.7 L	97%	无调整	无调整	无调整
米卡芬净	肝脏	0.39 L/kg	99.8%	无调整	无调整	无调整

CRRT: 连续性肾脏替代治疗; CVVH: 连续性静脉-静脉血液滤过; CVVHD: 连续性静脉-静脉血液透析; CI: 持续输注; IB: 间歇输注; MIC: 最小抑菌浓度

第五节　营养管理

CRRT 对营养代谢的影响是双面的，一方面 CRRT 能通过精准容量调控及维持内环境稳定，保证营养治疗的充分性；另一方面 CRRT 对营养物质进行非选择性清除，导致营养丢失。所以临床实践中了解 CRRT 对营养代谢的影响，并根据不同的 CRRT 模式、膜材及治疗剂量，及时进行营养管理是非常有必要的。

一、CRRT 对营养的清除

CRRT 清除营养素的影响因素包括分子大小、水溶性、蛋白结合率、筛选系数，CRRT 模式和剂量，置换液补充方式和成分等。

1. CRRT 对热量的影响

虽然 CRRT 设备包括加热装置，但血液经过体外循环管路后温度会衰减，导致机体热量丢失，一天的热量丢失可达 1500 kcal，丢失量由血液在体外循环的持续时间和血流与室温下置换液的接触时间所决定。行 CRRT 时机体热量供给要根据 CRRT 模式、是否枸橼酸抗凝及置换液是否含糖来计算最终的净热量值。计算患者的能量平衡时，应将 CRRT 带来的热量丢失考虑在内，增加相应热量的摄入。

2. CRRT 对糖代谢的影响

葡萄糖较容易透过滤器膜，使用不含糖或低糖置换液（葡萄糖浓度 < 10 mmol/L），行 CRRT 时葡萄糖丢失 40~80 g/d。糖丢失量取决于患者血糖浓度及置换量，应用含糖置换液，其中 35%~45% 的糖会被吸收。在 CRRT 过程中需要注意这些潜在热量，否则会导致热量超标。

3. CRRT 对蛋白质的影响

CRRT 不同治疗模式对蛋白质、氨基酸的丢失影响不同。氨基酸分子量小，筛选系数接近 1.0，弥散、对流均可清除，其丢失量与 CRRT 的治疗剂量及其血清中的浓度有关。应用常规治疗剂量（2 L/h），经 CRRT 每日丢失的蛋白质为 1.5~7 g，氨基酸为 10~15 g，其中丢失最多的是谷氨酰胺，故推荐 CRRT 时蛋白质补充量至少为 1.5~1.8 g/

（kg·d）以改善氮平衡，若想获得正氮平衡需要补充蛋白质 ≥ 2.5 g/（kg·d）。通常补充氨基酸 1.2~1.5 g/（kg·d），尤其注意补充谷氨酰胺 0.3~0.6 g/（kg·d）。

4. CRRT 对脂肪代谢的影响

脂肪在体内主要以脂蛋白形式存在，分子量大，几乎不被滤过，经 CRRT 丢失可以忽略。有研究指出，在 CRRT 期间给予患者脂肪乳剂会缩短滤器的使用寿命。

5. CRRT 对电解质的影响

钠、钾、钙、镁和磷均可经 CRRT 丢失，需定期监测电解质变化。低镁血症发生率低（< 3%）。低磷血症发生率为 10.9%~65.0%，一旦发生，会对患者生活产生严重影响。轻度低磷血症：血清无机磷为 0.8~1.0 mmol/L；中度低磷血症：血清无机磷为 0.3~0.8 mmol/L；重度低磷血症：血清无机磷 < 0.3 mmol/L。临床表现为神志、反射异常；肌无力、呼吸衰竭、心肌病；溶血、贫血、白细胞及血小板功能异常等。可通过改变置换液电解质的浓度来补充电解质。近年来研究发现，含磷酸盐的置换液可以有效减少 CRRT 患者低磷血症的发生率。应用枸橼酸抗凝时，应严密监测钙离子水平。

6. CRRT 对维生素及微量元素的影响

水溶性维生素可经 CRRT 清除，维生素 C 丢失 100 mg/d，叶酸丢失 265 mg/d。脂溶性维生素与转运蛋白或血浆脂蛋白结合而不被清除。微量营养素的丢失量差异很大，锌、铜、铬、硒均可经 CRRT 清除，特别是硒，清除率可达到 20%，建议补充约 2 倍常规剂量的水溶性维生素，常规补硒 100 mg/d。

二、CRRT 的营养补充策略

1. CRRT 患者能量的补充

长时间 CRRT 体外循环可导致热量丢失，建议 CRRT 时能量供给 20~35 kcal/（kg·d），非蛋白热量保持在 20~30 kcal/kg 较为合适，其中 60%~70% 的总热量由葡萄糖供给，30%~40% 由脂类供给。

2. CRRT 时碳水化合物的补充

应用含糖置换液，35%~45% 的葡萄糖会被吸收。在血糖控制方面应考虑到这部分葡萄糖吸收导致的高血糖，推荐将血糖控制在 7.8~10.0 mmol/L。CRRT 过程中可持续泵入胰岛素控制血糖。

3. CRRT 时蛋白质的补充

在 CRRT 期间，推荐热氮比低于 150∶1。故推荐 CRRT 时蛋白质补充量至少为 1.5~1.8 g/（kg·d）以改善氮平衡，若想获得正氮平衡，蛋白质补充量需 ≥ 2.5 g/（kg·d）。氨基酸通常补充 1.2~1.5 g/（kg·d），尤其注意补充谷氨酰胺 0.3~0.6 g/（kg·d）。

4. CRRT 时脂肪的补充

CRRT 对脂肪代谢并无显著影响，使用取决于患者对脂肪的廓清作用、血脂水平。补充量：非蛋白质热卡的 40%~50%，摄入量可达 1.0~1.5 g/（kg·d），并根据血脂廓清能力进行调整。脂肪乳剂应匀速缓慢输注。

5. 电解质、微量元素和维生素补充

通过改变置换液电解质的浓度补充电解质。目前没有确切的证据推荐如何补充微量元素，建议可经静脉补充 2 倍推荐剂量的微量元素。一般来说，CRRT 对脂溶性维生素的影响极小，肠外及肠内营养每日补充水溶性维生素即可。

CRRT 增加营养丢失，营养补充需考虑营养丢失及患者病理生理改变等特点，从而对营养支持方案进行个体化调整。重症患者在 CRRT 期间的营养问题，目前几乎找不到相关的大规模随机对照试验研究，需要更多高质量的临床研究。

第六章

CRRT 操作中常见并发症的预防与处理

CRRT 多用于重症患者的治疗，因此类患者病情危重，治疗时间长，血流动力学不稳定，更易发生各种并发症。

CRRT 的常见并发症包括：①血管通路相关并发症，如导管感染、导管功能不良、血栓栓塞、静脉肿胀、穿刺针孔渗血等；②滤器及体外管路相关并发症，如滤器反应、管路破裂、滤器破膜、空气栓塞、滤器及管路凝血等；③治疗相关并发症，如低血压、失衡综合征、肌肉痉挛、溶血、异常出血、酸碱和电解质异常、营养丢失等。治疗过程中需要及时发现并紧急处理并发症。

第一节　血管通路相关并发症

一、中心静脉留置导管感染

1. 原　因

当患者存在抵抗力低下、免疫缺陷，导管留置时间较长、反复操作，未严格执行无菌操作原则等情况时，极易发生感染。

2. 局部感染的临床表现及处理

（1）临床表现。

• 局部表现：导管出口处红肿、疼痛、有脓性分泌物、cuff 剥脱。

• 全身表现：发热、寒战甚至发展为败血症、脓毒症等全身性感染。

（2）处理：

• 导管出口处及缝线处严格消毒，将脓性分泌物完全挤出隧道并彻底消毒，如有血痂时切勿强行剥脱，可用碘伏纱布湿敷软化再行处理。

- 消毒后在导管出口及缝线处局部涂抹抗感染药物，无菌包扎。
- 每日按上述方法消毒处理一次。
- 若血培养有药敏结果，则根据药敏结果选择抗生素；若无药敏结果，则根据经验选用抗生素。治疗后若出现感染无法控制或全身感染的征兆，如白细胞持续增多、体温升高至 > 38℃、伤口脓性分泌物增加等，可考虑拔管。

3. 全身感染的临床表现及处理

（1）寒战、发热等感染症状多发生在 CRRT 开始 1 h 左右，易与热原反应混淆，需鉴别。

（2）处理：

- 患者上机后出现发热、寒战，体温超过 38℃时，怀疑存在导管相关感染的，应从导管和外周血采样进行血培养＋药敏检查。
- 有药敏结果的根据药敏结果选择抗生素，没有药敏结果的，根据经验选取合适的抗生素治疗。全身抗感染治疗至少 2 周。
- CRRT 结束后使用抗生素加肝素原液按 1:1 的浓度配置封管液，根据管腔容积正压封管。
- 如果感染不能控制，应及时拔除深静脉导管。

4. 预 防

（1）密切观察伤口敷料是否干燥，有无渗血、渗液，周围有无红肿及全身反应，发现问题及时处理。

（2）为防止导管感染，除严格无菌操作外，嘱患者保持导管周围局部卫生、不可随意打开导管外敷料、禁止使用透析导管进行静脉给药及采血等操作。

（3）患者洗脸、洗头、洗澡等个人清洁行为常常导致导管的敷料浸湿及污染，需叮嘱患者加强日常管理。

（4）深蹲及久坐等，易导致股静脉置管打折；且股静脉置管离患者会阴部较近，除需防止大小便污染伤口外，此处较难保持置管周围清洁干燥，尤其是长期卧床、大小便失禁的患者应加强管理。

（5）治疗中导管开放暴露会增加感染风险，应尽量减少导管开放时间，治疗结束立即使用一次性肝素帽封管。

（6）每天或隔日局部换药 1 次，密闭性透明敷料可使用 5~7 天，一旦敷料潮湿或被污染必须立即更换。

（7）临时深静脉置管避免留置时间过长，如预估治疗时间过长，应选用带涤纶套的深静脉留置导管。

二、中心静脉留置导管功能不良

中心静脉留置导管功能不良主要包括：导管内血栓形成、导管周围纤维蛋白鞘形成。

1. 导管内血栓形成

中心静脉留置导管患者血液返流入导管腔较常见。另外当患者处于高凝状态，或封管肝素浓度过低时，都可能出现留置导管内血栓形成。

用空针抽吸导管无血液流出或血液流出不畅，且影响治疗时血流速度，要考虑到血管内血栓形成可能，需与导管贴壁鉴别。

尿激酶封管法是目前最常用的处理方法。先用注射器用力抽尽管腔内残留的封管液，根据留置导管管腔容积配置 70 000 U/mL 的尿激酶溶液，用注射器将管腔抽吸至负压状态，将配置好的尿激酶溶液负压回吸至动、静脉管腔内，保留 1~2 h 后，用注射器抽出被溶解的纤维蛋白或凝血块，然后用肝素原液封管。如治疗中经常出现血流不畅、回抽时有贴壁感，不能达到治疗血流量，静脉造影显示导管侧口处有活瓣样絮状物，说明导管周围有纤维蛋白鞘形成，可用 20 000 U/mL 的尿激酶缓慢推注至管腔容积量，留置 1~2 h 后再次回抽观察是否通畅。或用尿激酶 250 000 U 溶于 200 mL0.9% 氯化钠注射液，动静脉端各以 10~15 滴 / 分的速度滴注 100 mL。如果上述治疗失败应拔管或更换新导管。

预防措施：封管前先用 0.9% 氯化钠注射液脉冲式冲洗至双侧管腔内透明，再用封管液缓慢推注至管腔容积量时，立即关闭导管夹，确保正压封管，防止血液逆流回导管内发生凝血。

2. 导管周围纤维蛋白鞘形成

长期留置的导管大多数时间在血管中处于静置状态，由于其在人体内属于异物，血液中的纤维蛋白会渐渐沉积在导管周围，对导管形成一层袖套样的纤维蛋白鞘包裹。这些鞘膜像"阀门"一样，在导管内呈负压时（作为引血的动脉端或针管抽吸时），会被吸附于侧孔及导管口处，影响血液从导管内被引出；但在导管内呈正压时（作为回血的静脉端时），会被血流冲开，而不影响回血。但这都基于鞘膜呈比较"松弛"的包裹状态，一旦形成比较"坚固、紧贴"的鞘膜，引血和回血都将受阻。

常用的处理方法仍然要依赖尿激酶，即尿激酶滴注法。在 CRRT 前用注射器用力抽尽管腔内的封管液。配置 125 000 U/100 mL 的尿激酶溶液两瓶，分别连接于动、静脉端管口上，以 10~15 滴 / 分的速度缓慢滴注。滴注完毕后采用无肝素透析，使血液中未代谢的尿激酶弥散到透析液中，排到体外，防止出血。使用尿激酶滴注法时可监测 D- 二聚体，当纤维蛋白原 < 1.5 g/L 时应停止滴注。如果此法失败，建议拔管或换管。

预防措施：

（1）在治疗结束后，使用注满 0.9% 氯化钠注射液的注射器，分别向动、静脉端导管中弹丸式多次注入（一般需 20~40 mL），以冲净导管内血液，防止残留。

（2）提高封管肝素浓度，且推入封管液体积略比管腔容积多 0.1~0.2 mL，以保证导管内被肝素充满。

（3）边推注边关闭导管夹，这样管腔内呈正压封管，可防止导管在静置状态下逆流，从而避免引起导管内凝血。

三、动静脉内瘘血栓形成

CRRT 时首选中心静脉导管作为血管通路，但在有些情况下，也可选择动静脉内瘘作为血管通路。如治疗过程中动静脉内瘘血栓形成，可导致 CRRT 治疗中断，需要紧急处理、挽救内瘘。

1. 原　因

患者处于高凝状态，血管硬化，CRRT 过程中反复发生低血压，内瘘侧肢体受压、着凉，瘘口过窄造成内瘘血流不良或瘘口感染等。

2. 临床表现

内瘘部位疼痛、塌陷或形成包块，触摸无震颤、听诊无杂音。

3. 处　理

（1）若在 CRRT 过程中发生，需立即终止治疗，内瘘侧肢体复温、按摩及拍打（需专业血透护士操作）瘘口。

（2）相较前者，更多的内瘘血栓发生在治疗间期，24 h 以内形成的血栓，可用尿激酶溶栓治疗，治疗中严密注意溶栓并发症的发生。

（3）若尿激酶溶栓失败，可行侵入性血管内溶栓术，即在 X 线下将尿激酶注入血栓内部溶栓。

（4）没有条件进行血管内溶栓或溶栓失败者，可行上肢静脉取栓术，如 Fogarty 导管取栓术、手术切开取栓术或球囊扩张取栓等。

4. 预　防

（1）动静脉内瘘，一般建议术后6~8周后开始使用，避免过早穿刺。老年患者、糖尿病及血管条件较差的患者更应延长初次使用内瘘时间。

（2）内瘘穿刺时应严格执行无菌操作，采用绳梯式穿刺，避免区域内反复穿刺造成血管壁损伤。

（3）避免内瘘侧肢体着凉、受压、提重物等，禁止在内瘘侧肢体输液、采血、测量血压等。CRRT 治疗结束后压迫针孔 20~30 min，压力适中，以能触摸到内瘘震颤为宜。

（4）CRRT 过程中，尤其是中、后期防止低血压。

（5）及时调整抗凝剂量，高凝状态患者必要时予以抗凝和（或）抗血小板治疗。

（6）治疗中及治疗间期监控内瘘情况，教会患者或家属对内瘘的杂音、震颤有基本的常识判断，以及内瘘出现疼痛、红肿、渗出的情况时，需要立即向医务人员汇报。

（7）加强对内瘘保护的宣教，避免负重、按压、撞击、搔抓等，保持局部卫生。

（8）适当活动内瘘侧肢体，如握拳运动。多磺酸黏多糖乳膏有抗炎、抗血栓形成、加速血肿吸收、抑制瘢痕形成或软化瘢痕的作用，有助于血管修复。皮下有淤血、肿胀时涂抹，2~3 次 / 日。

四、动静脉内瘘血肿形成

CRRT 过程中发生动静脉内瘘血肿形成，导致血液无法回输到体内，使 CRRT 不能继续，如果不及时建立新的静脉回路，治疗停止时间太长，易造成体外循环凝血。

1. 原　因

（1）内瘘尚未成熟便投入使用，未成熟内瘘静脉壁薄弱且脆，透析时，压力过大易造成血管损伤，导致血肿发生。

（2）初次使用内瘘的患者。

（3）长期使用内瘘在同一部位反复穿刺的患者。

（4）血管纤细、硬化或钙化、末梢循环较差的患者，血流量过大容易造成血肿。

（5）患者因为翻身、意识不清、躁动等原因造成 CRRT 过程中回路静脉脱出血管外，在皮下形成血肿。

2. 临床表现

机器报警提示静脉压升高超过上限，患者回路静脉出现肿胀、疼痛等表现。

3. 处　理

（1）CRRT 过程中静脉压突然升高超出高限，静脉回路出现肿胀、疼痛，应立即停止血泵，重新进行静脉穿刺。穿刺成功后，用 0.9% 氯化钠注射液 20 mL 快速推入确保血路通畅后，将静脉管路与内瘘穿刺针相连，恢复 CRRT。拔除肿胀静脉回路的穿刺针，加压包扎。

（2）如遇穿刺困难，为了给重新穿刺争取时间，停止血泵后，夹闭动、静脉夹子及穿刺针上的夹子，分离后用无菌的连接器将动、静脉管路连接，打开管路上的夹子，关闭超滤（UF），血流速降至 100 mL/min 开启血泵，进行离体血液循环（注意：离体循环时间应 < 5 min，时间过长有造成体外循环凝血的风险）。穿刺成功后，立即将动、静脉管路连接于动、静脉穿刺针上，恢复 CRRT。

（3）早期禁止湿热敷，可用冰块冷敷肿胀部位，避免淤血扩散。

4. 预　防

（1）血管条件差或初次使用内瘘的患者，应由技术熟练的高年资护士进行穿刺。

（2）进行内瘘穿刺前可用热水袋保暖（尤其冬天），使血管扩张，有利于穿刺。

（3）对血管纤细及静脉钙化的患者，应缓慢提高血流速度，使静脉逐渐扩张。

五、动静脉穿刺针孔渗血

1. 原　因

血管壁薄、血管弹性差、血管周围支撑组织少，穿刺针在同一位置上反复穿刺、反复提捻进针等均易扩大血管壁的穿刺点，造成渗血。

2. 临床表现

血液从动静脉内瘘穿刺针眼周围渗出，如果渗出的速度过快未及时发现，可造成大量出血。

3. 处　理

（1）针孔渗血较轻时处理方法如下：

- 在不影响血流的情况下，在渗血处用纱布卷压迫。
- 用冰块局部冷敷。
- 局部覆盖创可贴。

（2）针孔渗血较重时处理方法如下：

- 从无菌纱布边缘取数根无菌纱布丝，环绕穿刺针孔，以螺旋式拧紧或结扎，尾部用胶布贴好后覆盖无菌棉块。
- 上述方法仍不能控制渗血时，应拔出穿刺针，更换部位重新穿刺。

4. 预　防

（1）采用绳梯式穿刺，避免区域内反复穿刺。

（2）穿刺成功后，粘贴胶布时使用 U 型或交叉固定法妥善固定穿刺针，用创可贴覆盖穿刺针孔。

（3）根据患者凝血情况合理选择抗凝剂。

（4）形成瘤体时，其部位不可再穿刺。

第二节 滤器及管路相关并发症

一、滤器反应

临床上将滤器反应分为两类：A 型反应和 B 型反应。

1. A 型反应

A 型即过敏反应型反应，临床相对少见，发病率＜ 5 次/10 000 透析例次。主要发病机制为快速的过敏反应，常于治疗开始 5~30 min 内发生。

（1）原因：主要是患者对体外循环管路、滤器膜等物质发生过敏反应所致，可能的致敏原包括滤器膜材料、体外循环管路和滤器的消毒剂、受污染的置换液、肝素等。尤其易发生于有过敏病史、嗜酸性粒细胞增多症及应用血管紧张素转化酶抑制剂（ACEI）的患者。

（2）临床表现：患者表现为皮肤瘙痒、荨麻疹、咳嗽、喷嚏、流清涕、腹痛、腹泻，甚至呼吸困难、休克、死亡等。

（3）处理：

● 立即停止 CRRT，夹闭体外循环血路管，丢弃外周滤器及管路中的血液。

● 予以药物治疗，给予抗组胺药、激素或肾上腺素，同时进行对症治疗。

● 如若出现呼吸循环障碍，可紧急予以循环呼吸支持治疗。

（4）预防：

● 治疗前使用 0.9% 氯化钠注射液充分冲洗滤器和管路。

● 对于高危人群可在治疗前使用抗组胺药，并停用 ACEI。

2. B 型反应

发病率为 3~5 次 /100 透析例次，发作程度较轻，以胸痛及背痛为主，一般治疗开始后 20~60 min 发生。其诊疗过程如下。

（1）原因：CRRT 开始后出现胸痛、背痛，排除心脏器质性疾病，如心绞痛、心包炎等后多考虑 B 型反应，需积极寻找诱因。B 型反应多考虑是补体激活所致，与使用生物相容性差的滤器有关。

（2）临床表现：多表现为胸痛和背痛。

（3）处理：B 型反应临床表现较轻，予以吸氧及对症处理即可，大多数患者可继续 CRRT 治疗。

（4）预防：选择生物相容性好的滤器，可预防大多数 B 型滤器反应。

二、滤器破膜

1. 原　因

（1）滤器质量问题。

（2）滤器储存在温度过低的环境中。

（3）滤器凝血、超滤量过大而导致跨膜压（TMP）增高。

2. 处　理

（1）一经发现应立即连接 0.9% 氯化钠注射液至补液口进行回血。

（2）更换新的滤器及管路继续治疗。

3. 预　防

（1）治疗前应仔细检查滤器外观。

（2）严密监测 TMP，避免 TMP 过高。

（3）工程师定期检测机器漏血监测等装置。

三、空气栓塞

1. 原　因

（1）动脉穿刺针脱落。

（2）血路管接口松开或脱落。

（3）空气探测器报警失灵。

（4）回血操作失误等。

（5）低温的置换液可能含有大量溶解的空气，温度改变时会产生气体，可通过滤器膜进入患者体内。

（6）部分与管路或滤器破损开裂等有关。

2. 临床表现

一旦发生，死亡率极高。可表现为突发胸部异常不适、咳嗽、气喘、伴有呼吸困难、发绀，严重者出现昏迷或死亡。

3. 处　理

（1）立即夹闭静脉血路管，停止血泵。

（2）将患者置于左侧卧位并头低脚高位，使空气积存在右心室尖部，切忌按摩心脏。

（3）立即予以高流量吸氧，采用面罩或气管插管等心肺支持措施。

（4）如果右心室进入较多的空气，心前区听诊，可闻及响亮的、持续的水泡音，必要时可行右心房或右心室穿刺抽气。

4. 预　防

操作时应严格遵守操作规程，避免发生空气栓塞。一旦发生空气栓塞，死亡率极高。

（1）上机前严格检查管路和滤器有无破损，保证体外循环管道连接方向正确。

（2）做好内瘘穿刺针、深静脉置管的固定，紧密连接管路—管路、管路—滤器。必须彻底预充管路及滤器，不能留有空气。

（3）CRRT过程中应密切观察内瘘穿刺针或深静脉置管接头处、管路连接等有无松动或脱落。避免在血液回路上输血、输液。

（4）CRRT治疗结束时常规使用0.9%氯化钠注射液密闭式回血。

（5）工程师定期检测机器空气监测装置。

（6）空气栓塞应急处理流程如图6-1所示。

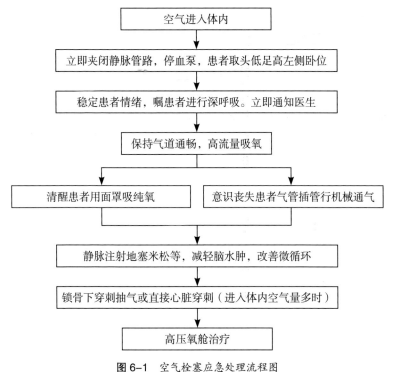

图 6-1 空气栓塞应急处理流程图

四、体外循环凝血

1. 原　因

（1）血流速度过慢。

（2）超滤率过高。

（3）患者血红蛋白、血脂过高。

（4）CRRT 过程中输血、血制品或脂肪乳剂。

（5）静脉壶液面过高、液面有血液泡沫或血液发生湍流。

（6）血泵中断运转时间过长。

（7）未及时更换置换液。

（8）抗凝剂使用不当。

（9）CRRT 管路及滤器预充不充分。

2. 临床表现

滤器纤维丝颜色变深；静脉壶过滤网有凝血块、外壳变硬、液面上有泡沫；静脉压升高。体外循环凝血分级见表 6-1。

表 6-1　体外循环凝血分级

分　级	透析器凝血	动静脉壶凝血
0 级	无凝血或数条纤维凝血	没有血栓形成
1 级	＜ 50% 纤维凝血	血栓直径＜ 1 cm
2 级	＞ 50% 纤维凝血	血栓直径＞ 1 cm 但＜ 2 cm
3 级	完全凝血	血栓直径＞ 2 cm

3. 处　理

（1）1 级凝血，可通过追加抗凝剂，增加血流量来处理，继续治疗的过程中应严密监测体外循环凝血变化，若出现凝血程度加重，应立即终止治疗回血。

（2）当凝血达到 2 级时，立即打开动脉管路上的补液口，停止引血，回输 0.9% 氯化钠注射液，并将血泵速度逐渐降至 100 mL/min，将体外循环血液回输体内后，更换透析器和管路。

（3）凝血程度严重达到 3 级凝血且无法回血时，建议直接丢弃体外循环管路和滤器，不主张强行回血，以免凝血块进入体内发生血栓栓塞。

（4）如果需要继续治疗，可更换滤器及管路。

4. 预　防

（1）CRRT 治疗前全面评估患者的凝血功能，合理选择及使用合适剂量的抗凝剂。

（2）加强对治疗中凝血情况的监测，并早期采取预防措施。

（3）避免在体外循环管路上输注血液、血制品、脂肪乳等。

（4）避免治疗中再循环过大。

（5）保持血泵持续工作，若有血泵故障，应及时排除。

（6）及时更换置换液。

（7）避免 CRRT 过程中血流速度过慢。如持续时间较长的低血流速度治疗，应调整抗凝剂的使用。

五、血管路破裂

1. 原　因

（1）管路质量不合格。

（2）血泵的机械破坏。

（3）各类接头衔接过紧。

（4）操作者未按标准流程操作，如止血钳造成的破损。

2. 临床表现

泵前管路破裂时在体外循环管路中出现气泡，量不断增加；破裂处出现漏血，随着血泵运行及裂口的加大造成大量漏血。

3. 处　理

（1）立即停止治疗，及时通知医生，为避免血液污染，不应回血。并避免发生空气栓塞。

（2）将新管路用 0.9% 氯化钠注射液预充后更换，若使用集成血路管应整体更换。

（3）各衔接部位不宜过紧。

（4）如果失血量较大应遵医嘱立即补充血容量，如输注新鲜血液或血浆蛋白。

（5）密切观察生命体征，及时采取相应的处理措施。

4. 预防措施

（1）上机前严格检查血管路的质量。

（2）治疗过程中密切观察机器各项压力监测指标及体外循环血路的运转情况，发现血液渗漏应及时处理。

（3）定期维护 CRRT 机，工程师按时巡检。

第三节 治疗相关并发症

一、低血压

CRRT 中低血压没有统一的定义,肾脏病预后质量倡议(KDOQI)指南定义为 CRRT 过程中收缩压下降 ≥ 20 mmHg(或平均动脉压降低 ≥ 10 mmHg),并有低血压不适症状。由于 CRRT 治疗对象为危重患者,患者自身的血流动力学不稳定,所以低血压症状发生率较高,且一旦发生,往往程度较重,处理更为困难。

导致低血压发生的原因较多,大多数与患者自身情况有关,如存在缺血性心肌病、心功能障碍、自主神经功能紊乱、低蛋白血症、营养不良、血管淀粉样变性、应用血管活性药物、治疗中超滤大于血浆填充速率等。

1. 原 因

(1)容量相关因素:超滤速度过快 [0.35 mL/(kg·min)]、置换液或透析液钠浓度偏低、CRRT 机超滤故障等。

(2)血管收缩功能障碍:治疗前应用降压药物、中重度贫血、自主神经功能障碍(糖尿病神经病变等)、置换液或透析液温度较高、CRRT 中进食等。

(3)心源性因素:严重心力衰竭时心脏舒张功能障碍导致血压难以维持,其他情况如心律失常(如心房颤动)、心肌缺血、心脏压塞、心肌梗死等也是因为心脏严重病变影响了心室舒张功能,导致心源性血压降低。

(4)其他因素:如失血(低血容量性休克)、脓毒血症(感染性休克)、过敏(滤器反应)、溶血、空气栓塞等。

2. 临床表现

低血压可以引起以下脏器功能损伤:如心肌顿抑和心肌收缩力下降、脑低灌注与脑缺血损伤、残余肾功能丢失、肠道缺血、继发内毒素血症、缺血性视神经病变、内瘘血栓形成。低血压引起的不适症状,如头晕、头痛、恶心、呕吐等。

3. 处 理

对有症状的低血压，应及时处理。

（1）采取头低脚高位。

（2）停止超滤，减慢血流速度。

（3）选择补充 0.9% 氯化钠注射液 100~200 mL，50% 葡萄糖 40~100 mL，或 20% 甘露醇、血浆或白蛋白等。

（4）若经上述处理后情况好转，则待血压恢复后逐步增加超滤，并继续监控血压；若仍未好转，必要时予升压药物治疗，并积极寻找原因，尽快纠正可能的诱因；严重低血压或血压快速降低的可停止 CRRT 治疗。

4. 预 防

（1）应用带超滤控制系统的 CRRT 机。

（2）对于容量相关因素导致低血压的患者，采用生物相容性好的小面积滤器，治疗中注意超滤不宜过多过快、血流量需逐步增加；对少尿或无尿患者，应控制 CRRT 间期钠盐和水的摄入，控制每日补液量。

（3）与血管功能障碍有关的低血压患者，改变降压药物服药时间和剂量，例如上机前停服降压药；采用梯度钠浓度置换液、低温透析等方式尝试改善。

（4）心脏泵衰竭因素导致的低血压，应积极治疗原发病，无法祛除病因时，可在治疗前 / 中输注胶体，甚至予以血管活性药物维持血压（此时需 CRRT 医生充分评估病情，权衡利弊，以挽救生命、改善患者综合情况、保护重要脏器功能为优先，方可予以该治疗；切不可在患者脱水、低血压、无尿等循环血量及重要脏器灌注不足的情况下贸然予以超滤及升压治疗，反而加重患者病情）。

（5）有条件的科室可在 CRRT 中应用中心静脉监测等容量监测装置，这对于容量不足、生命体征不稳定、心力衰竭的患者更加必要，若无此装置，应尽量避免 CRRT 超滤过多过快。

（6）如 CRRT 中低血压反复出现，上述方法无效，可采用口服或静脉注射具有升压作用的中成药，如生脉饮、注射用益气复脉等；

可考虑改变肾脏替代治疗模式，如采用腹膜透析等。

（7）补充左卡尼汀，可稳定 CRRT 治疗过程中的血压。

（8）延长 CRRT 治疗时间，降低超滤率，降低血流速度，降低置换液流量。

（9）调整干体重，改善营养状态。

二、透析失衡综合征

透析失衡综合征是指发生于 CRRT 中期或后期，以神经、精神症状为主的一种疾病，常表现为脑电图异常、全身和神经系统症状。往往持续较长时间，下机后 24 h 左右症状消失。

1. 病　因

CRRT 过程中，若血浆中的溶质清除过快，溶质的浓度快速下降会使血浆渗透压下降过快，此时在颅内血浆和脑脊液两者的渗透压压差增大，水将顺着浓度差从血浆向脑组织中转移，从而出现颅内压增高的情况。常见于首次进行血液净化治疗、治疗前毒素过高且清除过快（如采用 CVVHD 模式且治疗时间较长）等情况。

2. 临床表现

病症轻时可表现为较轻神经系统症状（如头痛、烦躁不安）和颅内高压表现（恶心、呕吐），严重时可出现昏迷、意识障碍、抽搐等危及生命的情况。

3. 处　理

（1）出现较轻症状、怀疑本病时，可先降低血流速度和置换液 / 透析液流速，这样可降低溶质清除速度，减慢渗透压变化，从而减慢颅内压上升速度、避免 pH 过快变化。经上述处理无法缓解症状时，可停止弥散或滤过治疗，若患者疾病有脱水治疗需求，可改为单超模式继续治疗。

（2）出现抽搐、意识障碍和昏迷等较重症状的患者，应先立即终止治疗。下机后首先行头颅影像学检查排除脑出血、脑梗死等严重脑血管病变，然后立即输注甘露醇降低颅内压。此种情况引发的意识障碍及昏迷，因未发生器质性病变，通常可在 24 h 内缓解。

4. 预 防

（1）首次行 CRRT 治疗的患者：适当缩短治疗时间、减慢血流速度、应用面积小的滤器等。使血尿素氮下降控制在 30%~40% 以内，若首次治疗需长时间以达到较大超滤量的，可考虑单用 CVVH 模式或序贯单纯超滤，以避免溶质清除过快。

（2）维持性腹膜透析或者血液透析的患者：应规律、充分透析，将血尿素氮等毒素维持在较低水平，避免中断治疗后血尿素氮及血肌酐蓄积，CRRT 治疗前毒素极高。

三、肌肉痉挛

多出现在每次治疗的中后期。

1. 原 因

CRRT 中低血压、低血容量、超滤速度过快等导致肌肉血流灌注降低是肌肉痉挛最常见的原因；低镁血症、低钙血症、低钾血症等电解质紊乱和酸碱平衡紊乱也可引起肌肉痉挛。

2. 临床表现

肌肉阵发性或持续性痉挛，伴疼痛。

3. 处 理

可快速输注 0.9% 氯化钠注射液 100 mL（可酌情重复）、高渗糖或甘露醇溶液，对痉挛肌肉进行外力挤压按摩。

4. 预 防

（1）防止治疗过程中低血压发生及 CRRT 治疗间期体重增长过多，避免超滤速度过快。

（2）积极纠正电解质紊乱。

（3）调整 CRRT 过程中的钠离子浓度，配置个体化的置换液。

（4）加强肌肉锻炼。

四、溶 血

1. 原 因

（1）置换液相关因素：电解质浓度异常、置换液温度异常、置换液污染等。

（2）机械性损伤相关因素：如血路管狭窄、梗阻或血泵过紧等导致红细胞的损伤。

（3）治疗过程中输注错误的血制品。

2. 临床表现

急性溶血的常见表现，如呼吸急促、胸痛、胸部压迫感、发热、畏寒、腹痛等。

3. 处　理

一旦发现溶血，应立即予以处理。

（1）立即终止治疗，夹闭血路管，丢弃管路中血液。

（2）及时纠正贫血，必要时可输注新鲜全血。

（3）予以氧气吸入。

（4）明确溶血原因后可恢复治疗。

（5）溶血可导致高钾血症，应严密监测血钾，若出现血钾升高，及时处理。

4. 预　防

（1）定期检测并维护机器，确保恒温器、血泵等部件功能正常。

（2）治疗过程中严密监测血路管的压力。

（3）避免置换液污染、温度过高及钠浓度过低。

（4）治疗过程中避免反复夹闭血管路。

（5）防止异型输血。

五、异常脱水

1. 原　因

医护人员评估干体重及脱水量错误，CRRT 机器故障。

2. 临床表现

肌肉抽搐、疼痛，咽部发干，血压降低，容量性心衰及水肿无法纠正等。

3. 处理

（1）CRRT 过程中，加强巡视，询问患者有何不适。

（2）动态评估容量并及时调整治疗方案。

（3）当脱水量与患者下机后体重不符时，应立即查找原因，必要时请工程师对机器进行检测维修。

4. 预防措施

正确测量、记录治疗前体重，合理评估干体重。定期进行机器检测维修。

六、电解质及酸碱平衡紊乱

CRRT 在纠正电解质紊乱方面有其独特的优势（如严重高钠血症或低钠血症）。但是在长期或高剂量 CRRT 过程中，CRRT 也可能导致电解质紊乱，包括常见的低磷血症、低钾血症和低镁血症。应用特殊抗凝剂如枸橼酸钠也可能导致电解质紊乱和（或）酸碱平衡紊乱。为了最大限度地避免电解质紊乱及酸碱平衡紊乱，应根据临床情况个体化定制并及时调整透析液和置换液的应用处方（表 6-2）。

表 6-2　CRRT 治疗时常见电解质及酸碱平衡紊乱的原因、临床表现及处理

常见并发症	原因	临床表现	处理
低磷血症	置换液中不含磷，清除增加，补充不足	重度低磷血症，包括厌食、倦怠感、恶心、呕吐、烦躁、运动失调、癫痫发作、肌肉疼痛、关节僵硬、骨痛、昏迷等	使用含磷置换液；CRRT 时间过长时静脉补磷
低钾血症	未及时调整治疗方案，清除过多	乏力、肌无力、腹胀、心律失常等	及时调整置换液中的钾离子浓度
高钾血症	极少发生。可能因未及时调整治疗方案，治疗过程中输血、溶血等导致	严重的肌无力或麻痹，传导异常和心律失常	调整置换液中的钾离子浓度；避免低钾血症时大量静脉补钾
高钠血症	大剂量使用枸橼酸抗凝时，置换液中的钠离子浓度未及时调整	急性高钠血症初期表现为躁动、乏力、易激惹、恶心等	降低置换液中钠离子浓度

常见并发症	原 因	临床表现	处 理
高钙血症	枸橼酸抗凝时蓄积或补钙纠正过度	共济失调、嗜睡、心动过缓、心律失常、脱水等	监测血钙浓度，及时调整钙的补充量
低钙血症	枸橼酸抗凝时，未及时调整治疗方案或枸橼酸蓄积	神经肌肉痉挛性抽搐，手足抽搐，喉痉挛、口周、手脚感觉麻木或刺痛，面神经叩击征，束臂加压征	提高置换液中的钙离子浓度，必要时静脉补充
低镁血症	清除增加，补充不足	食欲不振、神经衰弱、淡漠	在置换液中增加镁离子，必要时静脉补充
代谢性碱中毒	置换液中碱基过多，或枸橼酸抗凝时，置换液中碱基没有相应减少	呼吸浅慢、神经肌肉应激性增高以及中枢神经系统功能障碍	减少置换液中碱基浓度
代谢性酸中毒	置换液中碱基过少，或枸橼酸蓄积	深大呼吸，食欲减退、乏力、恶心、呕吐	保证置换液中足够的碱基浓度，及时处理枸橼酸蓄积

七、维生素和微量元素的丢失

CRRT 过程中不仅可能出现电解质紊乱，而且存在微量元素及水溶性维生素的丢失。水溶性维生素可经 CRRT 清除，脂溶性维生素与转运蛋白或血浆脂蛋白结合而不被清除，微量营养素的丢失量差异很大。

1. 原 因

在 CRRT 治疗中，水溶性维生素和微量元素很容易被清除。

2. 处 理

动态评估，及时补充维生素 C、B 族维生素、锌、硒、铜、锰、铬等，建议补充水溶性维生素约 2 倍常规剂量，常规补硒 100 mg/d。

3. 预 防

营养补充需考虑营养丢失及患者病理生理改变等特点，从而对营养支持方案进行个体化调整。

第七章
CRRT 中的其他血液净化模式

第一节 血浆置换

一、定义及概述

血浆置换（plasma exchange，PE）是一种常见的体外循环血液净化疗法，用来清除血液中的大分子物质。其操作过程是将全血引出体外分离成血浆和细胞，将患者的致病血浆去除或选择性去除血浆中的某些致病因子，然后将细胞成分、净化后血浆及所需补充的置换液输回体内，以达到清除致病物质、减轻病理损害的目的。

血浆置换包括单重血浆置换和双重血浆置换（DFPP）。单重血浆置换是将血细胞与血浆分离，将分离出的血浆全部弃除，同时补充同等容量新鲜冰冻血浆或白蛋白等。双重血浆置换是将分离出来的血浆再通过血浆成分分离器，弃除部分含有致病因子的血浆，同时补充等量的新鲜冰冻血浆或白蛋白等。

二、适应证及禁忌证

1. 适应证（表 7-1）

表 7-1 血浆置换适应证

系统	相关疾病
肾脏疾病	抗肾小球基底膜肾病、急进性肾小球肾炎、难治性局灶节段性肾小球硬化症、抗中性粒细胞胞质抗体（ANCA）相关性血管炎肾损害、新月体性 IgA 肾病、新月体性紫癜性肾炎、重症狼疮性肾炎等
免疫性神经系统疾病	急性炎症性脱髓鞘性多发性神经病、慢性炎症性脱髓鞘性多发性神经病、重症肌无力、多发性硬化、视神经脊髓炎谱系疾病、桥本脑病、儿童链球菌感染相关性自身免疫性神经精神障碍、自身免疫性脑炎等

系 统	相关疾病
风湿免疫性疾病	重症系统性红斑狼疮、乙型肝炎病毒相关性结节性多动脉炎（HBV-PAN）、嗜酸性粒细胞肉芽肿性血管炎（EGPA）、重症过敏性紫癜、抗磷脂抗体综合征、白塞病等
消化系统疾病	急性肝衰竭、重症肝炎、胆汁淤积性肝病、肝性脑病、高胆红素血症等
血液系统疾病	血栓性微血管病（TMA）、冷球蛋白血症、高黏度单克隆丙球蛋白病、多发性骨髓瘤（伴高粘血症）、自身免疫性溶血性贫血（AIHA）、新生儿溶血性疾病、输血后紫癜、肝素诱导的血小板减少症（HIT）、难治性免疫性血小板减少症等
器官移植	器官移植前去除抗体、器官移植后排斥反应等
自身免疫性皮肤疾病	中毒性表皮坏死松解症、大疱性皮肤病、天疱疮、特异性湿疹、硬皮病、特应性皮炎等
代谢性疾病	纯合子或半纯合子型家族性高胆固醇血症和高脂蛋白血症等
药物或毒物中毒	药物中毒（与蛋白结合率高的药物）、毒蕈中毒、动物毒液中毒等
其他	脓毒血症致多脏器功能衰竭、肝豆状核变性、甲状腺危象等

2. 禁忌证

无绝对禁忌证，相对禁忌证包括：

（1）存在过敏情况，如对血浆、人血白蛋白、透析管路等有严重过敏史。

（2）难以纠正的全身循环衰竭。

（3）存在颅内出血、脑疝等。

（4）脑梗死、心肌梗死急性期。

（5）不能配合治疗者。

三、操作流程

（一）总体流程

1. 治疗前评估

（1）评估适应证和禁忌证。

（2）完善相关实验室检查：如血常规、凝血功能、电解质、肝功能、肾功能、免疫功能等。

（3）交代病情及血浆置换必要性，签署知情同意书。

2. 建立血浆置换血管通路

临床多使用无隧道无涤纶套临时中心静脉导管。

3. 处方制定

（1）血浆置换剂量：在单重血浆置换治疗中，置换剂量一般以患者血浆容量的 1~1.5 倍为宜，不建议超过 2 倍。

血浆容量估算公式如下。

● 根据患者的性别、血细胞比容和体重可用以下公式估算血浆容量。

$$血浆容量 = （1- 血细胞比容）\times [b+（c \times 体重）]$$

注：血浆容量的单位为 mL；体重的单位为 kg；b 值：男性为 1530，女性为 864；c 值：男性为 41，女性为 47.2

● 根据患者的血细胞比容和体重可用以下公式估算血浆容量。

$$血浆容量 =0.065 \times 体重 \times （1- 血细胞比容）$$

注：血浆容量的单位为 mL；体重的单位为 kg

（2）血浆置换频次：应依据患者病情个体化制定治疗方案，通常为每天或间隔 1~2 天，5~7 次为 1 个疗程。

（3）抗凝方法。

● 普通肝素：剂量应依据患者的凝血状态个体化调整，适用于无活动性出血或出血风险低、血液高凝状态的患者，一般首剂量为 0.5~1.0 mg/kg，追加剂量为 10~20 mg/h。

● 低分子量肝素：适用于无活动性出血或出血风险低、血液高凝状态的患者，剂量为 60~80 U/kg。

● 阿加曲班：适用于存在活动性出血，高危出血风险、肝素类药物过敏或既往发生 HIT 的患者，一般首剂量为 250 μg/kg、追加剂量为 1~2 μg/（kg·min）。

● 甲磺酸萘莫司他：适用于 HIT 及 AT-Ⅲ 活性低、严重肝功能障碍、低氧血症、组织灌注不足、高乳酸血症的患者。用 5% 葡萄糖 5 mL 溶解 20 mg 甲磺酸萘莫司他，然后加入 500 mL0.9% 氯化钠注射液中，进行管路预充。抗凝：取 50 mg 甲磺酸萘莫司他用 5% 葡萄糖 20 mL 溶解，肝素泵持续注入，剂量为 0.1~0.5 mg/（kg·h）。

（4）血浆置换液。

● 胶体溶液：如新鲜冰冻血浆、人血白蛋白、低分子右旋糖酐等。

● 晶体溶液：如 0.9% 氯化钠注射液、葡萄糖氯化钠注射液、乳酸钠林格注射液，一般为丢失血浆的 1/3~1/2，为 500~1000 mL。

（二）物品准备及核对

（1）准备血浆分离器、血浆成分分离器、专用血浆置换管路。

（2）准备预冲用 0.9% 氯化钠注射液（必要时可根据患者凝血情况配制含抗凝剂的 0.9% 氯化钠注射液作为预冲液）、抗凝剂，按照医嘱准备血制品或置换液，双人核对并签字。

（3）准备治疗必需物品：一次性无菌护理包、穿刺针（必要时）、注射器、碘伏和棉签、止血带等物品，医用垃圾桶（袋）、锐器盒。

（4）准备心电监护仪、地塞米松、肾上腺素等急救药品和仪器。

（三）操作程序

1. 治疗前准备

（1）核对患者床号、姓名，完善治疗前谈话签字，评估患者神志、配合程度、血管通路情况等，测量生命体征并记录。

（2）遵医嘱选择治疗模式。

（3）准备治疗设备并检查运转情况。

2. 单重血浆置换操作流程

（1）连接机器电源，打开机器电源总开关，完成机器自检。

（2）检查血浆分离器及管路外包装是否完好、有无破损、查看有效日期及型号；按照机器示意图进行管路连接，自动预冲血浆置换耗材。

（3）遵医嘱设置血浆置换参数：如目标血浆处理量、分离/血液流量、补液/血泵流速等。

（4）调节置换液温度。

（5）连接体外循环（以中心静脉导管为例）：

● 洗手、打开一次性无菌护理包、戴无菌手套、铺治疗巾，依次有序摆放导管换药相关消毒物品。

● 充分暴露置管处皮肤，打开外层敷料和内层敷料，观察导管皮肤入口处有无红肿、渗出以及导管固定情况等。

● 以穿刺点为中心用碘伏消毒导管出口处皮肤 2 遍，直径不小于 10 cm，如有血痂勿强行剥脱，可用碘伏纱布湿敷软化再行处理。

● 用碘伏消毒导管口，注意清理导管螺旋纹处血痂，连接注射器。

● 抽吸动、静脉导管封管液，推注在纱布上检查是否有凝血块。如果导管回血不畅，及时查找原因，严禁在未查明原因时向管腔内推注药物。

● 遵医嘱予以抗凝，建立体外循环血路，开启治疗键，进入治疗模式。

● 用治疗巾遮盖导管留置处并妥善固定。

● 将医疗垃圾分类处置。

（6）双人查对：

● 依次检查体外循环管路各连接处和管路开口处（按照体外循环血流方向的顺序），未使用的管路开口应处于加帽密封和夹闭管夹的状态。

● 根据医嘱查对机器治疗参数。

● 擦拭消毒机器控制面板和按键等高频接触部位。

● 核对完毕双人签字。

（7）治疗开始时，先全血自循环 5~10 min，无异常后进入血浆分离程序。全血速率应较慢，观察 2~5 min，无反应后再以正常速度进行治疗。通常血浆分离器的血流速度为 80~150 mL/min。

（8）密切监测患者生命体征，询问患者的感受。

（9）密切观察机器运行情况，监测各项参数并记录。

（10）置换达到治疗目标量后回血下机（以中心静脉导管为例）：

● 准备 0.9% 氯化钠注射液、一次性护理包、注射器、碘伏和棉签、封管液、胶布、无菌肝素帽、消毒巾（擦拭机器用）等。

- 按下治疗结束键，采用密闭式回血法回血。

- 夹闭动脉端血路，打开动脉端补液盐水，将血流速度降至 100 mL/min 以下，开启血泵回血。

- 回血完毕后停血泵；夹闭静脉端管路及中心静脉导管静脉端导管夹。将导管与备用的 0.9% 氯化钠注射液连接；打开导管夹，脉冲式推注 0.9% 氯化钠注射液，弹丸式推注封管液，使用无菌肝素帽封闭，包扎固定。

- 以穿刺点为中心消毒导管及周围皮肤，更换无菌敷料覆盖，使用胶布固定，并注明导管更换时间、留置时间。

- 根据机器提示步骤，卸下血浆分离器、体外循环管路及各液体袋，将医疗垃圾分类处置。

- 关闭电源，消毒擦拭机器，备用。

（四）双重血浆置换流程

（1）连接机器电源线，打开机器电源总开关，完成机器自检。

（2）检查血浆分离器、血浆成分分离器及体外循环管路外包装是否完好、有无破损，查看有效日期、型号；按照机器要求进行管路连接，自动预冲管路、血浆分离器及血浆成分分离器。

（3）根据病情设置血浆置换参数、各种报警参数，如血浆置换目标量、各个泵的流速或血浆分离流量与血流量比率、弃浆量和分离血浆比率等。

（4）连接体外循环（同单重血浆置换）。

（5）查对（同单重血浆置换）。

（6）血浆置换开始时，先全血自循环 5~10 min，观察正常后再进入血浆分离程序。全血液速度宜慢，观察 2~5 min，无反应后再以正常速度运行。通常血浆分离器的血流速度为 80~100 mL/min，血浆成分分离器的速度为 25~30 mL/min。

（7）密切观察患者生命体征，询问患者感受。

（8）密切观察机器运行情况，监测各项压力值。

（9）血浆置换达到目标量之后，进入回收程序，按照机器指令进行回收，回血下机（同单重血浆置换）。

（10）观察并记录患者生命体征、病情变化、治疗参数、治疗过程及结果。

四、并发症及处理

1. 血浆置换相关的并发症

（1）过敏反应：多由于对新鲜冷冻血浆过敏，通常表现为皮疹、皮肤瘙痒、畏寒、寒战、发热，严重者出现过敏性休克。轻度的过敏反应可立即使用抗过敏药物，如抗组胺药、钙剂和糖皮质激素等。严重者需立即停止治疗，肌内注射肾上腺素，积极抗休克治疗。

（2）低血压：多因血浆胶体渗透压降低所致。应先减慢血流量，同时补充血容量。

（3）感染：与免疫球蛋白减少、免疫抑制剂应用等因素有关。同时外源性输注血浆可增加血液疾病传播风险。

（4）溶血：多与温度过高、膜破裂、异型输血等有关。查明原因，予以纠正，特别注意所输注血浆的血型，停止输注可疑血浆。应严密监测血钾，避免发生高钾血症等。

（5）出血倾向：单重血浆置换因纤维蛋白原消耗导致出血风险增加，也可由血浆置换过程中血小板破坏、抗凝药物使用、凝血因子缺乏等引起。必要时补充适量新鲜冰冻血浆。

第二节　血液灌流

一、定义及概述

血液灌流（hemoperfusion，HP），是以特定的吸附装置，利用其广谱的解毒效应或固定特异性配体的特异性吸附作用，达到清除血液中内源性或外源性致病物质的治疗模式。血液灌流的基本原理是吸附，灌流器由吸附剂和包裹材料构成。根据吸附剂表面与被吸附物质之间的作用性质可分为物理吸附、化学吸附和生物吸附。吸附剂的材料包括树脂、活性炭和多糖类等。近年来，新型灌流器生物相容性更好，吸附剂材料的涂层可以最大限度地减少吸附剂与血液之间的直接接触，在避免损害其吸附能力的同时大大降低了栓塞发生的风险，因此血液灌流在食物药物中毒、重症感染、慢性肾衰竭、严重肝衰竭、自身免疫性疾病等多种临床急危重症患者的救治中得到了广泛的应用。

二、适应证及禁忌证

1. 适应证

（1）急性药物或毒物中毒，如百草枯中毒、毒鼠强中毒、安定中毒、金属中毒等。

（2）药物不能控制的慢性肾衰竭相关的严重并发症，如尿毒症瘙痒 [Duo 氏瘙痒评分＞ 12 分或视觉模拟评分法（VAS）评分＞ 8 分]、尿毒症相关睡眠障碍（匹兹堡睡眠质量指数 ≥ 10 分）、难治性高血压（干体重达标的患者使用三种以上不同类型降压药收缩压仍＞ 160 mmHg）、严重高 β_2- 微球蛋白（β_2-MG）血症（血 β_2-MG 持续＞ 30 mg/L，或合并腕管综合征）、经药物治疗不能控制的严重继发性甲状旁腺功能亢进症（全段甲状旁腺激素持续＞ 600 pg/mL）、周围神经病变（肢端麻木、感觉异常、肌张力或腱反射减弱或消退，周围神经电生理检查显示累及神经 ≥ 2 条）等。

（3）肝脏疾病，如重症肝炎、肝性脑病、高胆红素血症、各种药物或毒物导致的肝损害等。

（4）全身炎症反应综合征、脓毒症、内毒素血症、多器官功能障碍综合征。

（5）风湿免疫性疾病，如系统性红斑狼疮、重症过敏性紫癜、银屑病、类风湿性关节炎等。

（6）神经系统疾病，如重症肌无力、吉兰-巴雷综合征等。

（7）毒品中毒，如海洛因等成瘾。

（8）其他，如精神分裂症、家族性高胆固醇血症、重症急性胰腺炎、肿瘤化疗并发症、甲状腺危象等。

2. 禁忌证

无绝对禁忌证。

伴有严重凝血功能障碍、严重血小板减少、严重血流动力学不稳定、对血液灌流相关耗材过敏者慎用。

三、血管通路

药物、毒物中毒的患者优先选择临时性血管通路，建议采用无隧道无涤纶套的中心静脉导管；有血管通路的维持性血液透析危重患者，可选择已建立的血管通路如自体动静脉内瘘、移植物血管内瘘或带涤纶套的中心静脉导管进行治疗，但需由经验丰富的专科护士进行穿刺操作和治疗过程中的护理。

四、操作程序

（一）单纯血液灌流治疗

1. 治疗前准备

（1）物品准备：一次性无菌护理包、无菌治疗巾、0.9% 氯化钠注射液、碘伏、棉签、止血带、血液灌流器、管路、内瘘穿刺针等，检查所有物品型号、有效日期、外包装是否破损。

（2）设备准备：CRRT 设备，输液泵等。

（3）灌流器肝素化操作。

动态肝素化：按照产品说明书。

静态肝素化：将 1 支肝素钠 12 500 U 注入灌流器中混匀并静置 30 min。具体步骤如下：

● 使用一次性注射器抽取肝素钠注射液 2 mL。

● 取下灌流器上端保护帽，放置于无菌治疗巾内。

● 将抽取的肝素钠注射液直接注入灌流器内，覆盖拧紧保护帽。

● 在灌流器标签上注明加入抗凝剂的药名、剂量、时间，反复翻转灌流器使肝素钠充分浸润树脂。

● 将灌流器放置于无菌治疗巾内，静置 30 min 待用。

2. 血液灌流的操作程序与步骤

（1）开机自检：连接机器电源，打开机器电源总开关，按照机器要求完成全部自检程序，严禁简化或跳过自检步骤。选择单纯灌流模式。

（2）血液灌流器和管路的安装与预冲（以灌流器静态肝素化为例）。

- 检查血液灌流器及管路外包装是否完好，有无破损，查看有效日期、型号。
- 按照无菌原则进行操作。
- 按照体外循环的血流方向依次安装管路，将动、静脉管路连接于灌流器上，灌流器动脉端向下、静脉端向上固定于支架上。
- 启动血泵，以 200~300 mL/min 的血流速度预充体外循环血路。预冲总量参照血液灌流器相关产品说明书，一般预冲时应用 0.9% 氯化钠注射液 2000~5000 mL。如果在预充过程中可以看到游离的吸附剂颗粒冲出，提示吸附剂包膜破损，必须更换血液灌流器。
- 预冲模式即将结束前，按产品说明要求使用肝素盐水预充管路和滤器，在上机前应给予不少于 500 mL 的 0.9% 氯化钠注射液冲洗。如果患者对肝素类药物过敏或既往发生过肝素诱导的血小板减少症，只需用盐水预充。
- 如果患者处于休克或低血容量状态，在治疗开始前可采用 0.9% 氯化钠注射液、血浆代用品、新鲜冰冻血浆或 5% 白蛋白预充，从而降低体外循环对患者血压的影响。

（3）连接体外循环，以中心静脉导管为例。

- 洗手、打开一次性无菌护理包，戴无菌手套、铺治疗巾，依次有序摆放导管换药相关消毒物品。
- 患者戴口罩、头偏向对侧。打开中心静脉导管各层敷料，观察导管固定情况及导管皮肤入口处有无红肿、渗出等。
- 以导管皮肤入口处为中心，用碘伏消毒 2 遍，直径不 < 10 cm。如有血痂勿强行剥脱，可用碘伏纱布湿敷软化再行处理。
- 铺治疗巾，取下肝素帽，使用碘伏纱布清理导管螺旋纹处血痂，连接注射器。

- 用纱布包裹动脉端与注射器，同法消毒导管静脉端，连接注射器抽出封管液，推注在纱布上检查是否有凝血块。如果注射器回抽不畅，仔细查找原因，严禁使用注射器用力推注导管腔。

- 如选择肝素钠或低分子量肝素钠作为抗凝剂，从导管静脉端推注首剂量抗凝剂，连接体外循环管路，打开管路动、静脉夹，开启治疗键。

- 用治疗巾遮盖导管留置处并妥善固定。

- 将医疗垃圾分类处置。

（4）抗凝治疗：抗凝药物选择和凝血状态评估，参照"CRRT 过程中的管理"抗凝管理相关内容，但与普通透析相比，血液灌流需要更大剂量的全身抗凝治疗。抗凝方案如下。

- 普通肝素：适用于无活动性出血、无出血风险或血液高凝状态的患者。首剂量为 0.5~1.0 mg/kg，追加剂量为 10~20 mg/h，持续性静脉输注，预期结束前 30 min 应当停止追加。实施前给予肝素盐水预充，具体方法参照灌流器说明书。肝素剂量应依据患者的凝血状态进行个体化调整。

- 低分子量肝素：适用于无活动性出血、无出血风险的患者，一般选择 60~80 U/kg，推荐在治疗前 20~30 min 静脉注射，无须追加剂量。

- 甲磺酸萘莫司他：适用于 HIT 及抗凝血酶活性低、严重肝功能障碍、低氧血症、组织灌注不足、严重高乳酸血症等无法使用局部枸橼酸抗凝的患者。建议使用 20 mg 甲磺酸萘莫司他溶于 5% 葡萄糖溶液 5 mL，待充分溶解后将溶液加入 500 mL 0.9% 氯化钠注射液中预冲管路。抗凝方法：取 50 mg 甲磺酸萘莫司他溶于 20 mL 5% 葡萄糖中，肝素泵持续注入，维持剂量为 0.1~0.5 mg/（kg·h）。

- 局部枸橼酸钠：适用于存在活动性出血或高危出血风险的患者，可将灌流器提前使用肝素盐水预冲、局部枸橼酸抗凝。

- 阿加曲班：适用于存在活动性出血或高危出血风险的患者、肝素类药物过敏或既往发生过 HIT 的患者，首剂量为 250 μg/kg、追加剂量为 2 μg/（kg·min），持续灌流器前给药，应依据患者 APTT 监测结果调整剂量。

抗凝治疗的监测和并发症处理：参照"CRRT 过程中的管理"抗凝管理相关内容。

（5）体外循环血流量：血流量建议维持在 100~200 mL/min。体外循环中血液流速与治疗效果显著相关，减慢血流速度可增加吸附效率，从而缩短治疗时间，但体外循环的凝血风险更大。

（6）治疗的时间与次数：常用吸附器对大多数溶质的吸附在 2~3 h 内达到饱和，因此，血液灌流治疗时间多为 2 h。如果病情需要，可每间隔 2 h 更换一个灌流器。对于脂溶性较高或体内分布容积较大的药物及毒物，可间断、多次进行灌流治疗。

（7）结束治疗与回血下机。

0.9% 氯化钠注射液回血（以中心静脉导管为例）。

● 准备 0.9% 氯化钠注射液、一次性无菌护理包、碘伏和棉签、无菌肝素帽、注射器、封管液、胶布、消毒巾（擦拭机器用）等。

● 按下结束治疗键，停血泵，采用密闭式回血法回血。

● 将管路动脉端与 0.9% 氯化钠注射液连接。将血流速度降至 100 mL/min 以下，开启血泵回血。

● 回血完毕后停血泵；夹闭管路及留置导管静脉端的导管夹。将导管与备用的 0.9% 氯化钠注射液连接；打开导管夹，脉冲式推注 0.9% 氯化钠注射液、封管液封管；连接导管保护帽。

● 以穿刺点为中心消毒导管周围皮肤，更换无菌敷料覆盖，用胶布固定，并注明导管更换时间、留置时间。

● 根据机器提示步骤，卸下血液灌流器、管路，将医疗垃圾分类处置。

● 关闭电源，消毒擦拭机器，备用。

空气回血：用于急性药物中毒抢救，可避免密闭式回血造成所吸附药物与吸附剂洗脱解离，再次入血；缺点是空气栓塞风险高。建议回血过程中严密观察，注意监测防止空气进入体内。

（二）组合式血液灌流联合 CRRT 治疗

1. 治疗前准备

（1）物品准备：一次性无菌护理包、无菌治疗巾、0.9% 氯化钠注射液、碘伏、棉签、止血带、血液灌流器、血液滤过器、CRRT 管路、内瘘穿刺针等，检查所有物品型号、有效日期、外包装是否破损。

（2）设备准备：CRRT 机、输液泵等。

（3）灌流器肝素化操作：参照血液灌流相关章节。

2. 操作程序与步骤

（1）开机自检：连接机器电源，打开机器电源总开关，按照机器要求完成全部自检程序，严禁简化或跳过自检步骤，选择 CVVH/CVVHD/CVVHDF 等模式。

（2）血液灌流器、血液滤过器和 CRRT 管路的安装与预充：

● 检查血液灌流器、血液滤过器及管路外包装是否完好，有无破损。查看有效日期、型号。

● 按照无菌原则进行操作。

● 按照体外循环的血流方向依次串联安装血液滤过器、灌流器及管路，血液滤过器和灌流器动脉端向下、静脉端向上固定于支架上。

● 开始预充管路、血液灌流器与血液滤过器，上机前按产品说明要求使用肝素盐水预充灌流器。

● 预冲模式结束前，按产品说明要求使用肝素盐水预充管路和滤器，在上机前应给予不少于 500 mL 的 0.9% 氯化钠注射液冲洗。如果患者对肝素类药物过敏或既往发生过 HIT 的患者，只需用盐水预充。

● 如果患者处于休克或低血容量状态，在治疗开始前可采用 0.9% 氯化钠注射液、血浆代用品、新鲜冰冻血浆或 5% 白蛋白预充，从而降低体外循环对患者血压的影响。

（3）预充结束后遵医嘱设置相关治疗参数。

（4）上机与监测：见上 / 下机操作流程。

（5）抗凝治疗：抗凝剂选择及给药剂量同单纯血液灌流，灌流结束后维持 CRRT 治疗的抗凝剂量可酌情减少。

（6）卸除灌流器：血液灌流治疗结束后，血流量调整为 50~100 mL/min。用密闭式回血，观察到灌流器内血液颜色变淡后卸下灌流器，继续 CRRT 治疗。卸除灌流器全程严格无菌操作。

（7）结束治疗与回血下机：同 CRRT 治疗。

五、监　测

1. 生命体征的监测

血液灌流多应用于药物、毒物中毒的患者，往往病情急迫、危重且变化迅速，治疗过程中应密切监测生命体征的变化。一旦患者出现生命体征的波动，要积极寻找原因，尤其是低血压休克时，有可能导致灌注不足而影响灌流疗效。因此，当出现血压下降时，应尽快明确原因，按 CRRT 治疗过程中低血压并发症的处理原则进行处理；某些毒物和药物中毒可引起血压下降，此时需在保证生命体征的前提下积极进行血液灌流等治疗，以达到尽快清除毒物、药物的效果。

2. 凝血功能监测

治疗过程中应密切观察患者出血情况、CRRT 机相关压力监测指标、凝血功能结果等，尤其是高危出血患者和高凝风险患者，以便及时调整抗凝方案，保证治疗的有效性和安全性。

3. 反跳现象监测

多数患者在血液灌流后随着致病物质的清除，临床指标可逐步好转，也有部分患者在症状改善后会再次出现症状和指标的加重。其可能的原因：①食入药物或毒物后没有及时、彻底地洗胃，血液灌流结束后药物或毒物再次经胃肠道吸收入血；②某些脂溶性高或体内表观分布容积大的药物或毒物，血液灌流治疗可快速降低其循环中的水平，但外周组织中的药物或毒物会再次释放入血，导致患者症状或体征加重。日常管理中应当密切观察患者病情变化，根据毒物特性明确血液灌流频次，一旦出现反跳现象可再次行血液灌流治疗。

六、治疗药物 / 毒物中毒时影响疗效的因素

（1）药物 / 毒物的剂量、毒性强弱、理化特性和毒理学、毒代动力学，以及是否合并多种毒物同时中毒及个体差异。常见毒物的人体内代谢特点见表 7-2。

表 7-2　常见毒物的人体内代谢特点

毒物	分子量（Da）	蛋白结合率（%）	表观分布容积（L/kg）	健康成人的内生清除率 [mL/（kg·min）]
甲醇	32	0	0.6	0.7
乙二醇	62	0	0.6	1.8
异丙醇	60	0	0.6	1.2
锂	7	0	0.8	0.4
二甲双胍	166	5	5	10
氨甲蝶呤	454	50	0.8	1.5
对乙酰氨基酚	151	20	1	5
丙戊酸	144	90	0.2	0.1
卡马西平	236	75	1.2	1.3
苯巴比妥	232	40	0.7	0.2
苯妥英钠	252	90	0.6	0.4
水杨酸盐	138	80	0.5	1.5
氨茶碱	180	60	0.5	0.7
百草枯	186	5	1.0	8
有机磷	275~584	14~22	1.7	

（2）治疗时机：血液灌流治疗过早则药物尚未形成血药浓度高峰，过晚则药物过多地与外周组织结合。存在下列情况者应立即进行灌流治疗：

● 毒物中毒剂量过大或已达致死剂量（浓度）者，经对症治疗病情未缓解或恶化。

● 百草枯中毒，应在摄入早期，尤其是 4 h 内进行灌流治疗。

● 病情严重伴神经系统功能障碍或昏迷者。

- 伴有肝肾功能障碍者。
- 高龄或有延迟毒性者。
- 心肺功能不全者。

（3）回血方式：药物／毒物中毒患者血液灌流结束回血时应采用空气回血法，因为0.9%氯化钠注射液回血有可能增加毒物与吸附剂解离而再次进入血液的风险。

（4）特异性解毒药物应与血液灌流同时使用，但要注意吸附剂对解毒药的吸附作用，必要时可加大相应解毒药物剂量。

（5）治疗时间：一次灌流治疗时间不宜超过3 h。

（6）尽量降低药物的后续吸收，如胃肠道中毒者应积极进行洗胃和（或）导泻，皮肤中毒者积极清洗皮肤等。

（7）各种原发疾病病情的严重性、复杂性、顽固性。

七、并发症及处理

1. 过敏反应及其处理

过敏反应多因吸附剂生物不相容导致，多表现为灌流治疗开始后0.5~1 h患者出现寒战、发热、胸闷、呼吸困难等表现，予以吸氧、地塞米松等治疗多可缓解，一般不需要中止治疗；如经过上述对症处理后症状不能缓解甚至引起生命体征不稳定时，应及时中止治疗。

2. 凝血功能障碍

纤维蛋白原等凝血因子在灌流治疗时易被活性炭等材料吸附。肝性脑病患者行灌流治疗时，容易出现血小板聚集、活化，并释放大量血管活性物质，诱发血压下降和凝血。抗凝剂用量不足、血流速度过慢、环境温度过低均会导致凝血发生。

3. 栓塞并发症

治疗过程中患者突然出现呼吸困难、胸闷气短、咳嗽等症状，严重者可有血压下降，甚至进行性加重，此时应考虑存在吸附剂颗粒栓塞、空气栓塞等可能。一旦出现必须停止血液灌流治疗，给予吸氧或高压氧治疗。为预防栓塞并发症，灌流治疗前应充分预充，并排除体外循环中气体，治疗过程中注意检查血路连接处是否牢固、治疗结束时如采用空气回血应严密观察。

4. 体温下降

多见于单纯灌流治疗，与灌流过程中体外循环没有加温设备、灌流过程中注入过多冷盐水有关。

第三节　血浆吸附

一、定义及概述

血浆吸附（plasma adsorption）是应用血浆分离器连续分离出血浆，然后使血浆进入吸附装置，净化后的血浆与血细胞混合后回输至体内。血浆吸附可直接清除血液循环中的中大分子致病物质，如胆红素、药物、血脂、毒物、抗体、循环免疫复合物、炎症因子等。血浆吸附根据吸附剂的特性主要分为两大类，一类是分子筛吸附，分子筛吸附材料包括活性炭、树脂、碳化树脂和阳离子型吸附剂，为非特异性吸附；另一类是免疫吸附，免疫吸附柱分为生物亲和吸附柱和物理化学亲和吸附柱。血浆吸附模式包括血浆灌流吸附、血浆滤过吸附、双重血浆分子吸附等。

二、适应证及禁忌证

1. 适应证

（1）肾脏疾病：狼疮性肾炎、抗肾小球基底膜病、抗中性粒细胞胞质抗体（ANCA）相关性血管炎、溶血尿毒症综合征等。

（2）血液系统疾病：血栓性微血管病（TMA）、血栓性血小板减少性紫癜（TTP）、特发性血小板减少性紫癜（ITP）等。

（3）自身免疫性疾病：重症系统性红斑狼疮、抗磷脂综合征、冷球蛋白血症、单克隆丙种球蛋白血症、自身免疫性皮肤疾病（如寻常性天疱疮、特应性皮炎、特异性湿疹）等。

（4）神经系统疾病：自身免疫性脑炎、突发性感觉神经性听力损失、重症肌无力、急性炎症性脱髓鞘性多发性神经病等。

（5）消化系统疾病：重症肝炎、自身免疫性肝病、严重肝衰竭尤其是合并高胆红素血症患者等。

（6）器官移植排斥：可在移植前、移植后及 ABO 血型不合移植时减轻排异反应等。

（7）其他：家族性高胆固醇血症、毒物中毒、多器官功能障碍综合征等。

2. 禁忌证

无绝对禁忌证，相对禁忌证包括：

（1）对管路和（或）血浆分离器的膜材有过敏史。

（2）全身循环衰竭、未纠正的活动性出血等。

（3）脑疝、急性心肌梗死、急性脑梗死等。

（4）难以配合治疗者。

三、操作程序

1. 治疗前评估

（1）评估适应证和禁忌证。

（2)向家属和(或)患者交代病情,签署血浆吸附治疗知情同意书。

（3）除外紧急情况后，行血浆吸附治疗前需完善血常规、出凝血时间、电解质、肝功能、肾功能等指标的检查。

（4）确定血浆吸附模式，选择吸附柱或吸附剂。

2. 建立血管通路

优先选择临时性血管通路，建议采用无隧道无涤纶套的中心静脉导管。维持性血液透析的危重症患者进行 CRRT 联合血浆吸附治疗时，可以选择已建立的血管通路（带涤纶套的中心静脉导管、自体动静脉内瘘或移植物血管内瘘），但需由经验丰富的专科护士进行操作。

3. 制定治疗处方

（1）治疗剂量：依据患者血浆中致病因子水平来评定治疗频次及时间。

根据患者的性别、血细胞比容和体重，可用以下公式估算血浆容量。

$$血浆容量 = (1- 血细胞比容) \times [b+ (c \times 体重)]$$

注：血浆容量的单位为 mL；体重的单位为 kg；b 值：男性为 1530，女性为 864；c 值：男性为 41，女性为 47.2

根据患者的血细胞比容和体重可用以下公式估算血浆容量。

$$血浆容量 = 0.065 \times 体重 \times (1- 血细胞比容)$$

注：血浆容量的单位为 mL；体重的单位为 kg

（2）抗凝方法。

• 治疗前患者凝血状态评估和抗凝药物的选择：参照"CRRT 过程中的管理"抗凝管理相关内容。

• 抗凝方案：同血浆置换。

• 抗凝治疗的监测和并发症处理：参照"CRRT 过程中的管理"抗凝管理相关内容。

四、物品准备及核对

（1）按照医嘱准备血浆分离器、血浆成分吸附柱、专用血浆吸附管路并核对其型号。

（2）准备 0.9% 氯化钠注射液、葡萄糖注射液、抗凝剂，配置含有抗凝剂的 0.9% 氯化钠注射液，按照医嘱准备血制品或置换液，双人核对并签字。

（3）准备体外循环的必需物品：一次性无菌护理包、碘伏和棉签、穿刺针（必要时）、注射器、0.9% 氯化钠注射液、止血带等，治疗车下层备医用垃圾桶（袋）、锐器盒。

（4）常规准备心电监护、血氧监测、地塞米松、肾上腺素等急救药品和器材。

五、操作流程

（1）查对患者床号、姓名，告知患者治疗目的，评估患者神志、配合程度、血管通路状况等，测量生命体征并记录。

（2）连接机器电源线，打开机器电源总开关，完成机器自检。

（3）检查血浆分离器、血浆成分吸附柱及体外循环管路外包装是否完好、有无破损，查看有效日期、型号；按照治疗方式、机器及各种耗材的产品说明书进行安装连接，自动预冲管路、血浆分离器及血浆成分吸附柱。

（4）设定血浆吸附治疗参数，包括血液泵、血浆泵、废液泵和肝素泵流量、血浆处理目标量、温度，设定各种报警参数。

（5）连接体外循环：同血浆置换。

（6）查对：同血浆置换。

（7）进入治疗程序。密切观察机器运行以及各压力值的变化。

（8）治疗开始时血流量一般从 50~80 mL/min 逐渐增加至 100~150 mL/min，分离的血浆以 25~50 mL/min 的流速流经吸附柱吸附后回输体内。

（9）密切观察各种滤器情况、血浆颜色，注意有无溶血的发生，如有破膜应及时更换相应分离器。

（10）密切观察患者生命体征，询问患者的感受。

（11）达到治疗量后，按照机器程序回收血液。操作同血浆置换。

（12）观察并记录患者生命体征、病情变化、治疗参数、治疗过程及结果。

六、并发症及处理（表 7-3）

表 7-3 血浆吸附的常见并发症及处理

并发症	原 因	处 理
低血压	体外循环引血	治疗前酌情补充胶体或晶体溶液
过敏反应	滤器、管路等致敏成分	治疗前充分预冲，密切关注患者情况，必要时终止治疗并给予抗过敏处理
溶血	滤器破膜等	及时更换滤器
出血	抗凝剂过量、自身疾病活动	调整抗凝剂量、积极治疗原发病
凝血	滤器或管路凝血	治疗前充分抗凝，治疗中及时追加肝素，若滤器破膜，应立即更换
其他（穿刺局部血肿、气胸、腹膜后出血）	凝血功能差、穿刺失败	治疗前充分评估，避免肝素过量，治疗时注意制动

第四节　血浆脂蛋白分离清除技术

脂蛋白分离（lipoprotein apheresis，LA），也称"脂蛋白净化"或"血脂净化"，是借助体外循环及血浆脂蛋白分离清除技术，降低血浆脂蛋白水平的治疗。LA 可以高效、快速地清除胆固醇、甘油三酯等代谢产物，起到迅速降脂的作用，疗效明显优于口服降脂药物，从而单独或辅助治疗高脂血症及其并发症。

LA 可应用于药物治疗效果不佳的严重高脂血症、难治性肾病综合征、心血管疾病、急性脑梗死、肾脏疾病、高脂血症性急性胰腺炎（HTG-AP）等，国内外指南均推荐将 LA 用于经强化降脂药物治疗后不能达标的家族性高胆固醇血症（familial hypercholesterolemia，FH）患者，尤其是合并动脉粥样硬化性心血管疾病（ASCVD）者，可有效降低其主要不良心血管事件风险。且有文献报道，将血脂净化用于急性闭塞性动脉硬化症、突发性听力丧失、急性视网膜缺血、高胆红素血症及败血症等，并取得一定疗效。

血浆脂蛋白分离清除技术有 40 多年的发展历史，多数情况下无须建立复杂血管通路，使用套管针穿刺浅表静脉即可完成治疗。

一、原　理

目前血浆脂蛋白分离清除技术主要基于以下几种原理：聚丙烯酸酯吸附法、硫酸葡聚糖吸附法、肝素诱导低密度脂蛋白胆固醇（LDL-C）沉淀法、免疫吸附法、双重血浆置换（DFPP）和单重血浆置换，其中DFPP 最常选用（表 7–4）。

表 7–4　血浆脂蛋白分离清除技术及原理

疗　法	原　理
聚丙烯酸酯吸附法	以聚丙烯酸酯作为配体，利用静电作用特异性吸附载脂蛋白 B100（ApoB100）蛋白
硫酸葡聚糖吸附法	硫酸葡聚糖带负电荷，可与 LDL-C、脂蛋白（a）结合，且葡聚糖结构类似 LDL 受体，可与 LDL 结合，达到吸附作用

续表

疗 法	原 理
肝素诱导LDL沉淀法	分离血浆及细胞成分,加入含肝素的醋酸钠缓冲液,利用带负电荷的肝素与 LDL-C 形成不溶于水的颗粒,进行有效清除
免疫吸附法	血浆流经含 LDL-C 抗体的免疫吸附柱时,LDL-C 被直接吸附
双重滤过血浆置换法	分离患者血浆后,血浆成分通过小孔径分离器,清除血浆中的高分子量成分,最终将白蛋白等成分回输患者体内
单重血浆置换法	分离丢弃患者富含脂质的血浆,直接补充异体血浆。因需要补充大量血液制品,血源性疾病的传播机会增加

LDL-C:低密度脂蛋白胆固醇;LDL:低密度脂蛋白

二、适应证及禁忌证

1. 适应证

(1)影像学提示存在动脉粥样硬化,且经药物治疗后低密度脂蛋白(LDL)> 200 mg/dL。

(2)影像学无动脉粥样硬化,有或无药物治疗后 LDL > 300 mg/dL。

(3)饮食及药物治疗均不能将总胆固醇(TC)降至 130 mg/dL 以下。

(4)高脂血症导致的胰腺坏死。

(5)高脂血症导致的血管硬化且失去行血管成形术的机会,或行血管成形术后仍存在高脂血症且经药物治疗无效。

(6)急性缺血性血管疾病伴脂质代谢紊乱或微循环障碍:急性脑梗死、急性闭塞性动脉硬化症、急性视网膜动脉缺血症、突发性耳聋。

(7)家族性高胆固醇血症(FH)及脂蛋白(a)[LP(a)]高脂蛋白血症。以下疾病建议长期规律行 LA 治疗:家族遗传性高脂血症(纯合子,HoFH),LDL-C > 500 mg/dL;家族遗传性高脂血症(杂合子,HeFH),LDL-C ≥ 300 mg/dL;家族遗传性高脂血症(杂合子,HeFH),LDL-C ≥ 200 mg/dL 并伴有心血管事件,如心肌梗死、不稳定型心绞痛、冠状动脉搭桥术后等。

2. 禁忌证

无绝对禁忌证。相对禁忌证详见本章血浆置换的禁忌证。

三、临床应用情况

LA 技术是治疗难治性高脂血症的新方法，其中，DFPP 法与聚丙烯酸酯吸附法、硫酸葡聚糖吸附法、肝素诱导 LDL-C 沉淀法、免疫吸附法等其他 LA 方法相比具有诸多优点。LA 技术不仅能保证高效的 LDL-C 清除率，而且除了降低免疫球蛋白 M（IgM）水平，对其他免疫球蛋白水平影响不大；同时血浆丢失量很少、无须补充新鲜冰冻血浆，很大程度上降低了 LA 相关的过敏反应发生率。在临床实践中，我们通常选择 DFPP 实现血脂吸附。肝素诱导 LDL 沉淀法操作烦琐、价格昂贵；免疫吸附法易出现热原反应；硫酸葡聚糖吸附法耗材不易获得，在临床上极少使用，故主要介绍两种血浆置换清除血脂的治疗模式：DFPP 和 PE。

1. 双重血浆置换

双重血浆置换（DFPP）因感染风险少、清除率高、补液量小等特点广泛应用于临床。该疗法使用一级膜型血浆分离器（Plasmaflo OP）先将血浆进行分离，然后将分离的血浆通过孔径更小的二级膜型血浆成分分离器（Cascadeflo EC）分离，未能滤过的分子量较大的物质如 LDL-C、甲状腺球蛋白（TG）等被弃去，分子量小于滤过孔径的物质滤出后通过体外循环回输体内，从而达到清除血浆中大分子量物质的目的。常用分离器孔径与滤过系数见表 7-5。

表 7-5　常用孔径与滤过系数

型　号	OP-08W	EC-50W
孔径（μm）	0.3	0.035
总蛋白	1	0.77
白蛋白	1	0.87
免疫球蛋白 G（IgG）	1	0.79
免疫球蛋白 M（IgM）	1	0.065
总胆固醇	1	0.43

值得注意的是，在双重血浆置换治疗过程中，二级膜能回收血液中的物质，所以二级膜的选择决定白蛋白的丢失情况，所选择二级膜

的孔径越大，对白蛋白的筛选系数越高，被滤过回输体内的白蛋白就越多，被截流丢弃的白蛋白就会越少。在双重血浆置换治疗过程中，理论上小于二级膜孔径的分子都将被滤过回收，但实际上血浆的流速也会影响分子回收，血浆流速越快，通过二级膜的小分子物质就越少，可能与大分子物质一起被截流清除。经 DFPP 治疗后，家族性高胆固醇血症及高脂血症性急性胰腺炎患者的 LDL-C、TG 水平可显著降低。DFPP 的适应证和禁忌证见本章第一节。

2. 单重血浆置换

单重血浆置换也是一种血脂净化疗法。通过血浆分离器，按一定分离速率将患者的血细胞与血浆分离，将分离出的血浆全部弃除，同时以相同速率补充新鲜冰冻血浆或白蛋白等，达到清除大分子致病物质如 LDL-C、TG 等的目的。多项研究证实对于药物治疗效果不佳的严重高脂血症、急性和复发性高脂血症性胰腺炎、家族性高胆固醇血症等患者，其能够快速、显著地降低血脂。同时，单重血浆置换也能改善高脂血症患者存在的内皮功能受损。对于高脂血症性胰腺炎，由于 TG 分解产生的游离脂肪酸可在短时间内快速对胰腺造成损伤，因此，与其他病因所致的胰腺炎相比，其具有更严重的临床表现和更差的临床预后。建议患者发病后尽快行 LA 治疗，以期快速降低血清 TG 和炎症因子水平，阻断全身炎症反应进展，从而较好地改善预后。一旦进入坏死性胰腺炎的晚期，LA 的效果就会十分有限。

综上所述，常用的单重及双重血浆置换两种血脂分离清除技术各有优缺点。单重血浆置换操作相对简单，但需补充大量血浆，过敏反应、感染血源传播性疾病的风险增加；DFPP 补充血浆量少，但操作相对复杂、对技术要求相对较高，且治疗效率受到血浆流量和 TMP 的影响。目前研究表明，由于 DFPP 的膜过滤饱和现象，对于 TG 水平极高的高脂血症患者，虽然单重血浆置换的清除效果优于 DFPP，但是单重血浆置换更易伴发高密度脂蛋白胆固醇（HDL-C）和白蛋白等一些重要蛋白质的丢失。因此，DFPP 在临床上被更广泛地应用于血脂分离清除，但对于重度高 TG 血症患者的初始治疗，单重血浆置换可能是更好的选择。

四、并发症

（1）建立中心静脉通路的相关并发症（见有关章节）。

（2）血制品输注导致的感染、过敏反应等不良反应。

五、实际操作

以 OP-08W、EC-50W 的 DFPP 为例（图 7-1）。

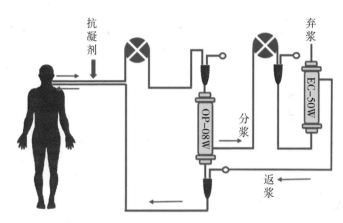

图 7-1　血脂清除分离示意图

1. 治疗前准备

（1）物品准备：膜型血浆分离器（OP-08W）、膜型血浆成分分离器（EC-50W）、管路、穿刺针、无菌治疗巾、0.9% 氯化钠注射液、碘伏和棉签等消毒物品、止血带、一次性手套等。

（2）设备准备：CRRT 机。

● 物品准备及核对。

● 准备血浆分离机、血浆分离器（OP-08W）、膜型血浆成分分离器（EC-50W）、专用血浆置换管路。

● 准备预冲用 0.9% 氯化钠注射液、抗凝剂（必要时可根据患者凝血情况配制含抗凝剂的 0.9% 氯化钠注射液预冲液），按照医嘱准备血制品或置换液，双人核对并签字。

- 准备物品：一次性无菌护理包、穿刺针（必要时）、注射器、碘伏和棉签、止血带等物品，治疗车下层备医用垃圾桶（袋）、锐器盒。
- 准备心电监护仪、地塞米松、肾上腺素等急救药品和仪器。

2. 操作程序与步骤

（1）设置血流量为 100 mL/min，血浆分离量为 20~30 mL/min（血浆置换量的计算参照"CRRT 中的其他血液净化模式"血浆置换相关内容），治疗时间为 2.5~3 h；先以 100 mg 肝素加入 0.9% 氯化钠注射液 1000 mL 中进行预充，之后用 0.9% 氯化钠注射液 3000 mL 冲洗，膜滤器和管路冲洗时注意排尽空气。

（2）抗凝方案及监测和并发症处理：参照"CRRT 过程中的管理"抗凝管理相关内容。

（3）检查机器电源线连接是否正常，打开机器电源总开关，完成机器自检。

（4）检查血浆分离器、血浆成分分离器及管路有无破损，外包装是否完好；查看有效日期、型号；按照机器要求进行管路连接，自动预冲管路、血浆分离器及血浆成分分离器。我中心常选择血浆分离器（OP–08W）为第一级膜，孔径为 0.3 μm；选择血浆成分分离器（EC–50W，孔径为 0.035 μm，对 TC 和白蛋白的筛选系数分别为 0.43 和 0.87）为第二级膜。

（5）根据治疗目标设置血浆置换参数、各种报警参数：如血浆置换目标量、各个泵的流速或血浆分离流量与血流量比率、弃浆量和分离血浆比率等。

（6）连接体外循环（同单重血浆置换）。

（7）查对（同单重血浆置换）。

（8）血浆置换开始时，先全血自循环 5~10 min，观察正常后再进入血浆分离程序。全血液流速宜慢，观察 2~5 min，无反应后再以正常速度运行。通常血浆分离器的血流速度为 80~100 mL/min，血浆成分分离器的速度为 25~30 mL/min。第一级膜分离血浆 3000~5000 mL；第二级膜弃浆 600~1000 mL，弃浆比例最好不超过 20%。

余步骤略，参照"CRRT 中的其他血液净化模式"血浆置换相关内容。

第五节　人工肝支持系统

一、定义及概述

　　人工肝支持系统（artificial liver support system，ALSS），简称人工肝，是暂时替代肝脏部分功能的体外支持系统，其治疗机制是基于肝细胞的强大再生能力，通过体外的机械、理化和生物装置，清除各种有害物质，补充必需物质，改善内环境，为肝细胞再生及肝功能恢复创造条件，或作为肝移植前的桥接。人工肝包括非生物型人工肝(non-biologic artificial liver，NBAL)、生物型人工肝(biologic artificial liver，BAL)和混合型人工肝（hybrid artificial liver，HAL）3种类型，目前在临床上广泛应用的是非生物型人工肝，其他两类尚处于临床试验或研究阶段。

二、适应证及禁忌证

1. 适应证

　　（1）各种原因引起的肝衰竭早、中期，凝血酶原活动度（PTA）为 20%~40%、血小板 $> 50 \times 10^9/L$ 的患者为宜；晚期肝衰竭患者病情重、并发症多，应权衡利弊，慎重进行治疗，同时积极寻求肝移植机会。

　　（2）晚期肝衰竭肝移植术前等待供体、肝移植术后排异反应、移植肝无功能期的患者。

　　（3）严重胆汁淤积性肝病经内科治疗效果欠佳者，各种原因引起的严重的高胆红素血症。

　　（4）存在免疫系统失衡相关的组织损伤和"细胞因子风暴"的重症患者。

　　（5）其他自身免疫性疾病，且疾病危重或者无其他有效治疗手段时可采用人工肝治疗，血栓性微血管病变、血栓性血小板减少性紫癜、视神经脊髓炎、自身免疫性神经系统疾病及结缔组织病等导致器官功能衰竭的患者。

（6）代谢异常疾病，如家族性高胆固醇血症、高脂血症引起的急性重症胰腺炎、妊娠期高脂血症及妊娠急性脂肪肝等脂质代谢异常所致疾病的患者。

（7）化学物质、毒物急性中毒的患者。

2. 相对禁忌证

（1）严重活动性出血和弥散性血管内凝血（DIC）患者，出血及DIC未得到控制。

（2）对治疗过程中所用的药物和血制品，如血浆、肝素、鱼精蛋白等严重过敏者。

（3）血流动力学不稳定者。

（4）心、脑血管意外所致脑梗死非稳定期患者。

（5）对有严重全身感染、晚期妊娠等合并症的患者应谨慎应用。

（6）血管外溶血者。

（7）严重脓毒血症者。

3. 人工肝治疗的疗效判断

临床上一般用近期疗效和远期疗效进行判断。

（1）近期疗效。

● 治疗后有效率：肝性脑病级别降低；消化道症状改善；血清胆红素降低；PTA或国际标准化比值（INR）改善；终末期肝病模型（MELD）评分下降；其他实验室指标，如血氨、内毒素下降等。

● 治疗后4周好转率：肝性脑病减轻；消化道症状显著改善；PTA稳定在30%以上；血清胆红素降低。

（2）远期疗效：用生存率来评价，包括治疗后12周、24周、48周的生存率。

三、非生物型人工肝治疗的操作方法与原理

根据病情不同，进行不同组合治疗的非生物型人工肝（NBAL）系统地应用和发展了血浆置换（plasma exchange，PE）、血浆（血液）灌流（plasma-perfusion，hemo-perfusion，PP/HP）/特异性胆红素吸附、

血液滤过（hemofiltration，HF）、血液透析（hemodialysis，HD）等经典方法。其他 NBAL 涉及分子吸附再循环系统（molecular absorbent recycling system，MARS）、连续白蛋白净化治疗（continue albumin purification system，CAPS）、成分血浆分离吸附（fractional plasma separation and absorption，FPSA）等。

1. 非生物型人工肝的主要方法

（1）血浆置换（PE）：具体内容见相关章节，图 7-2 为血浆置换示意图。

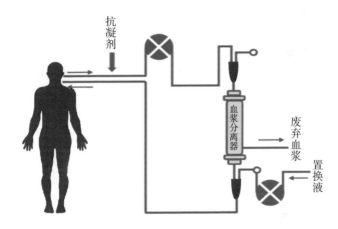

图 7-2 血浆置换（PE）示意图

（2）血浆（血液）灌流（PP/HP）/ 特异性胆红素吸附：HP 或 PP 是血液或血浆流经填充吸附剂的灌流器（吸附柱）时，利用活性炭、树脂等吸附介质的吸附性能清除肝衰竭相关的毒素或病理产物，对水电解质及酸碱平衡无调节作用。特异性胆红素吸附的本质也是 PP，主要是所应用的灌注器对胆红素有特异性的吸附作用，对胆汁酸有少量的吸附作用，而对其他代谢毒素则没有吸附作用或吸附作用很小。

HP：具体内容见相关章节。

PP：利用血浆分离技术滤出血浆，再经灌流器进行吸附。由于血液有形成分不与吸附介质接触，从而避免了 HP 对血细胞的不良反应，但血浆中的白蛋白和凝血因子仍有部分丢失。目前常用的有中性树脂血浆吸附和阴离子树脂血浆吸附。

● 中性树脂吸附：中性树脂可吸附相对分子质量为 500~30 000 的物质，除吸附致肝性脑病物质外，对内毒素、细胞因子等炎症介质有较强的吸附作用，亦能吸附部分胆红素。

● 阴离子树脂胆红素吸附：使用对胆红素有特异性吸附作用的灌流器，以吸附胆红素和少量的胆汁酸，而对其他代谢毒素则无作用或吸附作用很小。仅限于在 PP 治疗中使用。

● 双重血浆分子吸附系统（double plasma molecular absorb system，DPMAS）：在血浆胆红素吸附治疗的基础上增加可以吸附中大分子毒素的广谱吸附器，因此 DPMAS 不仅能够吸附胆红素，还能够清除炎症介质。这不耗费血浆，同时又弥补了特异性吸附胆红素的不足，但要注意有白蛋白丢失及凝血酶原时间（PT）延长的不良反应（图 7-3）。

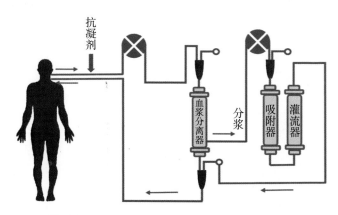

图 7-3 双重血浆分子吸附系统（DPMAS）示意图

（3）血液滤过（HF）：纠正肝衰竭中常见的水电解质和酸碱平衡紊乱。适用于各种肝衰竭伴急性肾损伤，包括肝肾综合征、肝性脑病、水电解质酸碱平衡紊乱等。具体内容见相关章节，图 7-4 为血液滤过示意图。

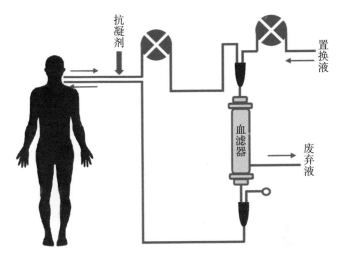

图 7-4 血液滤过（HF）示意图

（4）血液透析（HD）：目前，该法在肝衰竭患者中不单独使用，适用于各种肝衰竭伴急性肾损伤包括肝肾综合征、肝性脑病、水电解质及酸碱平衡紊乱等。具体内容见相关章节，图 7-5 为血液透析示意图。

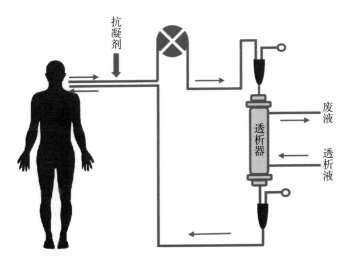

图 7-5 血液透析（HD）示意图

（5）血浆透析滤过（plasma diafiltration，PDF）：具体内容见相关章节，图 7-6 为血液透析滤过示意图。

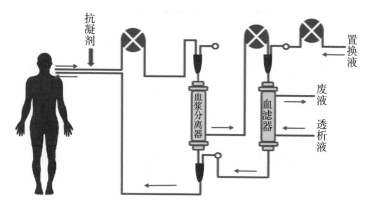

图 7-6　血浆透析滤过（PDF）示意图

（6）血浆置换联合血液滤过（plasma exchange with hemofiltration）：血浆置换主要清除与白蛋白结合的大分子物质以及血浆内的毒素，同时补充白蛋白、凝血因子等生物活性物质，但对水电解质以及酸碱平衡紊乱等内环境紊乱的调节作用较小，对中分子物质的清除能力也不如血液滤过。有 3 种方法可联合血浆置换与血液滤过（图 7-7）：并

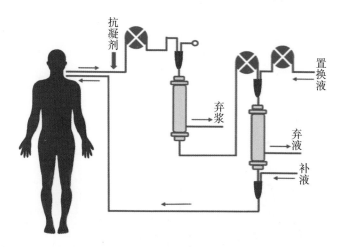

图 7-7　血浆置换联合血液滤过示意图

联治疗（两台机器分别治疗）、串接治疗（一台机器 + 双管单泵）、序贯治疗（一台机器先 PE，后 HDF），这样既能起到清除大分子物质的作用，又可以清除中分子物质及调节水电解质和酸碱平衡，可用于肝衰竭、急性肾损伤包括肝肾综合征、肝性脑病。

（7）配对血浆置换吸附滤过（coupled plasma exchange filtration adsorption，CPEFA）：CPEFA（图 7-8）有机偶联血浆分离、选择性血浆置换、吸附、滤过四个功能单元，提高循环效能和疗效。先行低容量血浆置换继之血浆胆红素吸附并联血浆滤过，可补充一定的凝血因子，纠正凝血功能紊乱，通过对置换过程中的废弃血浆进行血浆吸附、血液滤过多次循环，使得血浆的净化效率大大提高。CPEFA 可清除中小分子毒物，也可清除循环中过多的炎性介质以恢复机体正常的免疫功能，同时纠正水电解质和酸碱平衡紊乱，可用于肝衰竭、急性肾损伤包括肝肾综合征、伴有全身炎症反应综合征（SIRS）及水电解质和酸碱平衡紊乱等危重疾病。

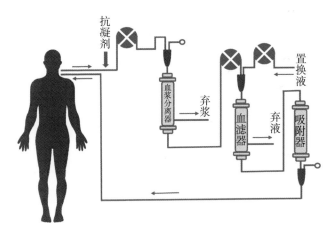

图 7-8　配对血浆置换吸附滤过（CPEFA）示意图

（8）分子吸附再循环系统（MARS）：目前主要在欧美国家使用，国内现有少量开展。血液被泵出体外后通过一个白蛋白包被的高通量滤过器，富含蛋白的透析液在滤过器中与血液逆流，血液中的有害代谢产物被转移到透析液中。随后透析液通过活性炭或者离子交换树脂的吸附柱，其中的有害代谢产物被清除，透析液重新回到滤过器中再次与血液进行交换。该系统可有效清除蛋白结合毒素和水溶性毒素，并纠正水电解质和酸碱平衡紊乱。

（9）连续白蛋白净化治疗（CAPS）：是基于 MARS 的原理，采用高通量聚砜膜血滤器替代 MARS 的主透析器，在白蛋白透析液循环回路中，采用血液灌流器作为净化白蛋白的吸附介质。既有效降低了治疗成本又可有效清除白蛋白结合毒素和水溶性毒素，并纠正水电解质和酸碱平衡紊乱。

（10）成分血浆分离吸附系统（FPSA）：是一个基于 FPSA 以及高通量血液透析的体外肝脏解毒系统，不仅能非常有效地通过直接吸附作用清除白蛋白结合毒素，同时在单独高通量血液透析阶段，能高效率地清除水溶性毒素（图 7-9）。

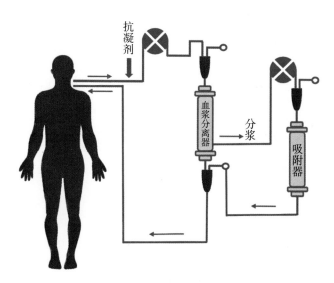

图 7-9　成分血浆分离吸附系统（FPSA）示意图

基于 FPSA 与高通量透析的普罗米修斯系统，是一种体外肝脏解毒系统，其在治疗肝衰竭时，可以显著改善血清结合胆红素、胆汁酸、氨、胆碱酯酶、肌酐、尿素氮以及 pH 水平。普罗米修斯系统的机制和疗效与 MARS 类似，同样可以同时清除蛋白结合毒素和水溶性毒素，不过其对胆红素和尿素氮的清除，优于 MARS 系统。普罗米修斯系统能够高效清除蛋白结合物质的原因在于这些物质先以对流形式随白蛋白跨膜转运，再通过吸附器吸附清除；MARS 则是靠浓度梯度弥散清除这些物质，在此过程中，蛋白结合的物质需要先从蛋白分子上解离下来，然后再进行跨膜转运，所以相对于普罗米修斯系统要困难一些。普罗米修斯系统清除水溶性物质效果也较好的原因可能是高通量透析器位于血液循环的末端，血液要通过透析器后再回流至人体内，于是小分子物质能够被充分地清除。MARS 将低通量透析器置于第二循环的下游，是对滤过液进行透析，有一部分水溶性物质可能会绕过透析器从而造成清除量下降。

另外，NBAL 还有单次白蛋白通过透析（single-pass albumin dialysis，SPAD）、生物透析吸附治疗系统（Biologic-DT）与生物透析吸附血浆滤过治疗系统（Biologic-DTPF）等。

四、非生物型人工肝治疗频率和治疗参数的选择

应注意非生物型人工肝治疗操作的规范化，根据患者的病情决定治疗的频率和次数，第一、二周每周 2~5 次，以后每周 1~2 次，每例患者平均 3~5 次。

血浆置换参数控制：血流速度控制在 80~120 mL/min；血浆分离速度根据血细胞比容控制在血流速度的 20%~25%。跨膜压 ≤ 50 mmHg（1 mmHg=0.133 kPa），吸附器入口压（二次膜压）≤ 150 mmHg。

五、非生物型人工肝治疗的置管方法和抗凝方法

为满足非生物型人工肝治疗的要求，置管部位为股静脉或颈内静脉。

根据个体化原则，抗凝剂可选择肝素钠、低分子量肝素、枸橼酸、甲磺酸萘莫司他等，具体内容见相关章节。

六、治疗前的准备

（1）治疗室环境和仪器消毒。

（2）治疗药物和物品（包括抢救用品）的准备。

（3）医护人员自身准备及要求：进入治疗室，应着工作服，按

需选择防护隔离装备；治疗操作时，注重无菌操作，避免交叉感染。

（4）体外循环管路的准备按治疗模式选择。将治疗仪器及耗材进行正确的安装和冲洗，确保冲洗结束时，体外循环管路无空气且被肝素化。

七、人工肝操作流程

（1）上机前再次查对和评估。

（2）心电监护，监测血糖，开辟至少一条外周静脉通路，按需吸氧。

（3）对人工肝留置管路进行常规消毒和冲洗，确保血管通路通畅。

（4）按治疗模式要求设置各项参数并建立体外循环，密切观察，确保体外循环正常运行。密切观察患者生命体征和治疗并发症的发生情况，及时汇报和处理。

（5）严格执行三查七对，尤其是血制品的输注。

（6）治疗结束后，按院感要求处理一次性耗材及污水污物，对治疗室及治疗仪器进行清洁和消毒。

（7）及时完成人工肝治疗的护理记录。

八、非生物型人工肝治疗后患者的监测及护理

（1）迟发型并发症的观察和处理。

（2）饮食指导。

（3）活动指导。

（4）留置血管通路的维护及并发症的防治，包括留置血管通路的有效固定。

（5）拔管后护理。

九、非生物型人工肝治疗并发症的防治

具体内容参照"CRRT 操作中常见并发症的预防与处理"。

第六节　ECMO 联合 CRRT

　　体外膜肺氧合（extracorporeal membrane oxygenation，ECMO）作为一种重要的体外生命支持技术，临床上主要用于心功能不全和（或）呼吸功能不全的支持，目前已经成为治疗难以控制的严重心力衰竭和呼吸衰竭的关键技术。接受 ECMO 治疗的患者往往病情危重，处于发生多器官功能障碍综合征（MODS）和相关后遗症的高风险中，其中包括急性肾损伤（AKI）和容量过负荷（FO）。所以对于部分行 ECMO 且合并 AKI、FO 和 MODS 的患者往往需要联合 CRRT 治疗。行 ECMO 治疗的患者 AKI 的发生率为 68%~78%，其原因除与疾病本身严重程度和原发病相关外，ECMO 本身有多种病理生理机制，可能导致现有 AKI 恶化和（或）新 AKI 发生，包括 ECMO 相关的全身炎症、溶血、微循环功能障碍、血小板或凝血异常及血流动力学波动。ECMO 技术是在体外循环过程中，让血液中血红蛋白被氧合，二氧化碳被清除的治疗过程。氧合情况由血流量决定，二氧化碳清除通过调节流经氧合器逆流回路中的气体流量来控制。接受 ECMO 治疗的患者往往病情非常严重，治疗中高达 85% 的患者会发生 AKI。AKI 高发的原因有两个：首先，与基础疾病及并发症相关；其次，与 ECMO 自身相关。ECMO 为高转速的治疗措施，在此过程中可能激活血小板聚集、血细胞的活化，加重炎症反应，同时 ECMO 的相关并发症如出血、栓塞等也会加重炎症，导致 AKI 的发生，两者叠加导致 ECMO 患者 AKI 高发。容量过负荷是影响 ECMO 治疗结局的重要风险因素，包括生存预后、治疗持续时间等。如果 ECMO 治疗期间患者出现或预期将出现明显的 FO，就应考虑联合肾脏替代治疗（RRT）；若预期电解质、酸碱平衡紊乱将影响患者从呼吸或循环障碍中恢复，也应及时联合 RRT。因此 ECMO 与 CRRT 经常联合使用，而 ECMO 联合 CRRT 存在多个技术难点，包括连接方式、抗凝方案、相关并发症防控等。

一、ECMO 的适应证及禁忌证

1. 适应证

按照血液回输的途径不同，通常 ECMO 有两种类型：从静脉系统引出动脉回输为 VA-ECMO；从静脉引出又注入静脉为 VV-ECMO。

（1）VA-ECMO 是各种急性双心室功能衰竭合并呼吸功能衰竭患者的首选治疗方法，也是心搏骤停患者的抢救性辅助治疗手段。主要适应证包括：①各种原因引起的心搏骤停或心源性休克。②各种原因引起的急性右心衰竭，如急性大面积肺栓塞、心脏移植术后合并右心功能不全、接受左心室辅助装置出现急性右心衰竭、严重呼吸衰竭引发的急性肺源性心脏病等。③顽固性室性心律失常。

（2）VV-ECMO 是各种原因所致的急性呼吸衰竭患者的首选治疗方法。主要适应证包括：ARDS、肺移植、支气管哮喘、漏气综合征、肺栓塞、大气道阻塞、慢性阻塞性肺疾病等引起的严重急性呼吸衰竭。

2. 禁忌证

（1）绝对禁忌证：近期颅内出血或正在进展、不可逆性中枢神经系统损害或恶性肿瘤晚期、主动脉夹层、不可逆性肺部疾病且不考虑肺移植、心脏功能不可恢复不适合进行心脏移植或使用心室辅助装置。

（2）相对禁忌证：年龄超过 70 岁、免疫功能低下状态、有抗凝禁忌、MODS、机械通气＞7 天且平台压＞30 cmH$_2$O，吸氧浓度＞90%、血管通路建立受限。

二、ECMO 联合 CRRT

1. ECMO 联合 CRRT 的使用指征

ECMO 联合 CRRT 的使用指征选择更多基于 AKI。

（1）适应证：行 ECMO 治疗患者出现酸碱平衡紊乱、电解质紊乱、对利尿剂无反应、容量过负荷和尿毒症。

（2）启动时机：CRRT 与 ECMO 联用的最佳启动时机目前尚不明确，但应考虑在 ECMO 患者发生 FO 之前尽早启动 CRRT，同时需考虑疾病严重程度、必要性及风险等。ECMO 治疗初始 24~48 h 发生 AKI 的风险高，推荐 ECMO 治疗患者一旦发生 AKI 或 FO，及早启动 CRRT 并采用三级水平容量管理，有助于缩短 ECMO 持续时间和 ICU 住院时间，改善患者预后。

（3）禁忌证：无绝对禁忌证，相对禁忌证为活动性出血及难以纠正的低血压。

2. CRRT 与 ECMO 连接方式

CRRT 与 ECMO 的连接方式有 3 种，分别为：CRRT 与 ECMO 独立运行、滤器串联于 ECMO 回路中、CRRT 机器并联于 ECMO 回路中。

（1）CRRT 与 ECMO 独立运行：建立新的静脉通路运行 CRRT，与 ECMO 是两个独立的运行系统（图 7-10）。优点：单独置管不会干扰彼此血流动力学。缺点：① ECMO 抗凝治疗再置入血滤管，出血风险增加；② ECMO 占据优势血管通路；③增加导管相关性血流感染（CRBSI）风险。

（2）滤器与 ECMO 管路串联：血滤器从泵后或氧合器后引血，在 ECMO 引血端回血（图 7-11）。优点：①依靠压力驱动（泵后 – 泵前）；②简单经济。缺点：①无 TMP 监测；②不能准确掌控超滤量，溶质清除效率低；③发生湍流和溶血风险增加。

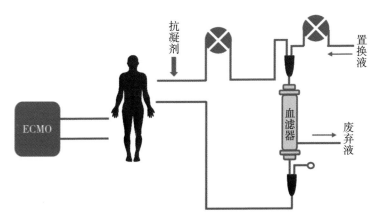

图 7-10　CRRT 采用独立的静脉置管和回路（示意图）
ECMO：体外膜肺氧合；CRRT：连续性肾脏替代治疗

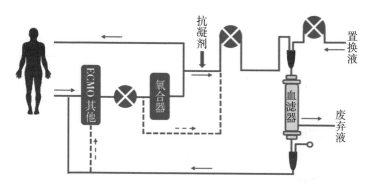

图 7-11 滤器串联于 ECMO 回路中（示意图）
ECMO：体外膜肺氧合

（3）CRRT 机器与 ECMO 并联：CRRT 机器与 ECMO 并联是目前临床上最常采用的连接方式。但由于 CRRT 设备所允许的压力范围与 ECMO 回路中的压力不匹配，有可能触发 CRRT 机器报警。频繁报警不仅影响滤器寿命、降低 CRRT 效率，还可能会发生与回路内压力差异相关的并发症，如空气栓塞、血流动力学紊乱和溶血，因此在操作过程中需特别关注，并根据临床情况选择最佳的连接方式。CRRT 机器与 ECMO 并联的连接方式有多种，如图 7-12 至图 7-15 所示，最常用的连接方式为图 7-15 所示模式。表 7-6 列举了不同连接方式的优缺点。

表 7-6　CRRT 机器不同连接方式的优缺点

连接方式	优 点	缺 点
泵前引血，泵前回血	输入端与负压系统相连，不存在高压报警	有气体栓塞的风险；回输端与负压相连
泵后引血，泵后膜前回血	气体栓塞的风险较小；CRRT 回输端与正压相连	输入端与正压相连
泵后膜前引血，泵前回血	不存在分流与再循环情况	回输端与负压相连，有气体栓塞风险；输入端易出现高压报警
膜后引血，膜前回血	输入端、回输端均与正压系统相连，气体栓塞风险较小，可借由 CRRT 压力监测膜肺两端压力	易发生高压报警

CRRT：连续性肾脏替代治疗

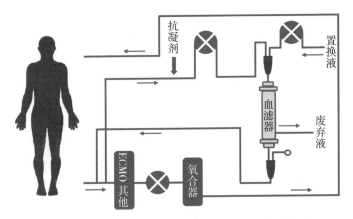

图 7-12　采用泵前引血，泵前回血的并联方式（示意图）
ECMO：体外膜肺氧合

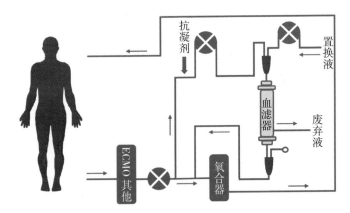

图 7-13　采用泵后引血和泵后膜前回血的方式（示意图）
ECMO：体外膜肺氧合

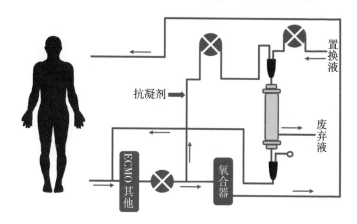

图 7-14 采用泵后膜前引血，泵前回血的方式（示意图）
ECMO：体外膜肺氧合

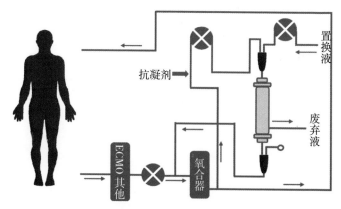

图 7-15 CRRT 与氧合器 Luer 锁连接膜后引血，膜前回血（示意图）
ECMO：体外膜肺氧合；CRRT：连续性肾脏替代治疗

三、治疗模式

常规采用的 CRRT 治疗模式，均适用于 ECMO 联合 CRRT 的患者，包括 SCUF、CVVH、CVVHD 和 CVVHDF。

四、ECMO 联合 CRRT 的抗凝与监测

1. 不需要额外抗凝

在接受 ECMO 联合 CRRT 治疗的患者中，全身输注普通肝素是标准的抗凝治疗，除非有禁忌证。且通常认为无须额外增加抗凝。亦有部分观点认为在 ECMO 联合 CRRT 的治疗中，在维持 ECMO 循环通路基本抗凝目标（ACT 维持在 180~220 s）的前提下，可以考虑在 CRRT 局部循环通路中适当提高肝素剂量，同时降低 ECMO 局部通路肝素剂量，使得整体使用的肝素剂量不变。

2. CRRT 局部枸橼酸抗凝

在接受 ECMO 联合 CRRT 治疗的患者中，往往有部分患者因为严重凝血功能障碍使滤器凝血风险增加或出现活动性出血从而影响全身肝素用量，在此情况下，可以考虑 CRRT 回路局部枸橼酸抗凝，但应注意以下几点。

（1）枸橼酸的连接部位：若枸橼酸通过输液泵泵入，建议将枸橼酸与 CRRT 机器侧枝连接，尽量避免在引血端通过三通连接枸橼酸，因为 ECMO 流量高，在引血端通过三通连接枸橼酸时，若压力管理不当，ECMO 管路可能卷吸部分枸橼酸，导致部分枸橼酸进入 ECMO 管路，使枸橼酸用量不足。

（2）钙连接部位：钙尽量由中心静脉导管泵入，避免与 ECMO 和 CRRT 管路连接。

（3）监测指标：每 4~6 h 抽取外周动脉及 CRRT 滤器后血气，监测钙离子浓度及酸碱平衡情况。需注意代谢性碱中毒、枸橼酸蓄积和中毒问题。

3. 甲磺酸萘莫司他（NM）

目前国内临床上将 NM 应用于体外血液循环的抗凝，但 ECMO 抗

凝以及 ECMO 联合 CRRT 的抗凝实例较少。NM 对纤溶酶、凝血酶、活化凝血因子（Ⅻa、Ⅹa）具有较强的抑制活性，而不依赖于抗凝血酶Ⅲ；NM 通过抑制活化血小板糖蛋白 Ⅱb/Ⅲa 的表达，直接抑制血小板聚集，使其与纤维蛋白原结合，以达到抗凝目的。NM 可在血液及肝脏中快速降解，透析也可消除 NM。NM 半衰期只有 8 min。因此，NM 可在体外循环回路中发挥抗凝作用，在体内迅速失活以实现凝血的安全管理。

五、并发症管理

1. 急性溶血

ECMO 联合 CRRT 时由于非内皮细胞化的管路增加和血流对管壁的冲击力，压力和机械性破坏增高导致溶血的发生率增加。急性溶血主要与离心泵转速及血流通畅程度有关，转速超过 3000 转 / 分、负压过高（＞ 300 mmHg）时需高度警惕急性溶血的发生。氧合器或管路血栓是 ECMO 支持过程中发生严重溶血的独立危险因素。发生急性溶血时需尽快处理。首先降低 ECMO 离心泵转速并输入血浆稀释溶血，或适当液体输入后使用利尿剂。如无改善需尽快启动血浆置换。每次血浆置换剂量为血浆容量的 1~1.5 倍。

2. 出　血

出血是 ECMO 的常见并发症，尤其是伴有凝血功能障碍或血小板减少的患者，大量出血不仅导致红细胞计数下降，同时凝血因子水平降低，加重凝血功能障碍，形成恶性循环。出血常见部位包括手术切口、血管穿刺部位、肺、消化道及脑。针对不同出血部位除应给予相应处理外，若血红蛋白、血小板明显下降或凝血因子严重不足，应给予适当的成分输血，使凝血相关指标达到表 7-7 的推荐范围，同时酌情减量或停止全身抗凝，并提高 ECMO 血流量。对于 CRRT 回路，可采用枸橼酸局部抗凝。整个过程应注意凝血指标的监测。

表 7-7　ECMO 期间各凝血指标特点及监测频度

监测方法	测值范围	频度	特点
ACT	180~200 s	每 1~2 h	床旁、简单、普及，但易波动
APTT	60~80 s	每 6~12 h	准确，但无床旁检测
抗 Xa 因子	0.3~0.7 U/mL	每 6~12 h	金标准，不普及
纤维蛋白原	> 100 mg/dL	每 12~24 h	常规项目
血小板	$\geq 100 \times 10^9/L$（出血患者），$\geq 50 \times 10^9/L$（无出血患者）	每 6~12 h	常规项目
抗凝血酶	50%~80% 以上或 > 0.5 U/mL	必要时	鉴别肝素抵抗
TEG、Sonoclot 等	—	需要时	反应凝血全过程

ECMO：体外膜肺氧合；ACT：激活全血凝固时间；APTT：活化部分凝血活酶时间；TEG：血栓弹力图

3. 感　染

对于接受 ECMO 治疗的患者，一旦发生 CRBSI，将大大增加死亡风险，因此需要给予足够重视。在操作过程中应严格无菌操作，并对穿刺部位采用无菌敷料进行防护，定期消毒更换。体外生命支持过程中因病情需要，需抽血完善多项实验室检查，但应避免反复抽血，应集中采血，以减少体外循环血液和外界接触的时间和次数；同时应尽量缩短 CRRT 和 ECMO 之间连接管路的长度以减少医源性感染的发生。

4. 空气栓塞

在 ECMO 和 CRRT 运行过程中，若操作不当或接头处固定不牢靠，容易引起空气栓塞，少量气体可被离心泵和氧合器捕捉，但大量气体不仅影响机器运转，还会对患者造成生命威胁，因此在操作过程中应注意以下问题：①保证插管、管道和接头连接的完整性。②避免静脉段过度负压。③尽量避免 CRRT 联机于 ECMO 负压区。④一旦管路中出现中、大量气体则需要立即停机，重新排气。

5. 生物相容性和过敏反应

目前临床上多使用生物相容性高的生物膜，最大限度地避免此类并发症的发生。当 ECMO 与 CRRT 等体外循环中的血液长时间与人工膜及导管接触，可激活多种细胞因子、补体系统，甚至引发全身炎症反应综合征与过敏反应。当突然出现血流动力学指标不稳定或皮疹时，需警惕此类不良反应。

六、ECMO 撤机指征

1. VA-ECMO 撤机标准

（1）应用 1~2 种低剂量正性肌力药或血管加压药的情况下，患者血流动力学稳定，MAP > 60 mmHg，CVP ≤ 10 mmHg。

（2）心脏功能评估：超声心动图动态评估左心室收缩功能，左心室流出道速度时间积分（VTI_{LVOT}）> 0.12 m/s，组织多普勒二尖瓣环外侧壁收缩期峰值速度 ≥ 6 cm/s，低剂量血管活性药支持下左室射血分数（LVEF）≥ 25%~30%，右心功能评估良好，心室壁运动协调。

2. VV-ECMO 撤机标准

（1）机械通气：吸入氧浓度 ≤ 60%，潮气量 ≤ 6 mL/kg 情况下，气道平台压 ≤ 28 cmH_2O、呼气末正压 ≤ 10 cmH_2O、呼吸频率 ≤ 28 次/分，氧分压 ≥ 70 mmHg。

（2）血气分析：在没有做额外呼吸功的情况下，血气分析中 pH、动脉血二氧化碳分压（$PaCO_2$）可以维持在接近正常水平。

（3）影像学等情况改善。

第八章
儿童血液净化

我国儿童血液净化起始于 20 世纪 80 年代，40 年来发展迅速，先后开展了血液灌流、血液透析、血浆置换、免疫吸附、CRRT 等技术，尤其是 CRRT 技术，已经成为儿童急危重症的重要治疗手段之一，在肾脏病领域和非肾脏病领域都有广泛的应用。但与飞速发展的成人 CRRT 技术相比，儿童 CRRT 技术发展相对滞后，急需提高及推广。

目前的儿童 CRRT 相关临床共识均来源于 2012 版 KDIGO 指南、美国前瞻性儿童 CRRT（the prospective pediatric CRRT，ppCRRT）注册资料、2012 版《连续血液净化治疗儿童严重脓毒症的专家共识》、2021 版《连续性血液净化在儿童危重症应用的专家共识》及 2021 版《连续性血液净化治疗新生儿急性肾损伤专家共识》。根据这些指南、共识以及编者组多年来在儿童与新生儿血液净化治疗中累积的经验，总结出以下内容。

第一节　适应证及禁忌证

一、适应证

儿童 CRRT 适应证主要包括急性肾损伤（AKI）、容量过负荷（FO）、药物治疗无法纠正的电解质及酸碱平衡紊乱。其他适应证包括各种食物药物中毒、全身炎症反应性疾病、严重的肝功能异常、代谢相关性疾病、自身免疫相关性疾病等。

CRRT 能纠正 AKI 患儿的体液紊乱、酸碱平衡紊乱、电解质紊乱、渗透压失衡等，减轻组织水肿、改善器官功能，并能保障液体疗法和营养支持的实施，有助于纠正重症患儿血流动力学状态、减少血管活性药物的使用，改善预后，在儿童尤其是新生儿伴发重症感染、

MODS 患儿的救治中发挥着重要作用。

1. 急性肾损伤（AKI）

成人 AKI 诊断标准主要经历了 2004 年提出的风险、损伤、衰竭、丧失和终末期肾病（risk，injury，failure，loss and end-stage kidney disease，RIFLE）诊断及分级标准、2007 年急性肾损伤网络工作组（acute kidney injury network，AKIN）诊断及分级标准及 2012 年 KDIGO 诊断及分级标准的变迁。因新生儿的生理特点，相比儿童和成人来说，新生儿 AKI 诊断标准的制定更加困难。2007 年后，新生儿 AKI 相关研究越来越多。2013 年 Bezerra 等在 RIFLE 基础上进行改良，最终确定了新生儿 RIFLE 标准（表 8-1）。

表 8-1　新生儿 AKI 诊断标准

诊断标准	分级	肌酐标准	尿量标准
RIFLE	R	7 d 内肌酐升高 > 1.5 倍或 GFR 减低 > 25%	< 1.5 mL/（kg·h）24 h
	I	7 d 内肌酐升高 > 2 倍或 GFR 减低 > 50%	< 1.0 mL/（kg·h）24 h
	F	7 d 内肌酐升高 > 3 倍或 GFR 减低 > 75% 或 7 d 内肌酐升高 ≥ 4 mg/dL（353.6 μmol/L）或短期肌酐升高 > 0.5 mg/dL（44.2 μmol/L）	< 0.7 mL/（kg·h）24 h 或无尿 12 h
	L	持续肾衰竭 > 4 周	持续肾衰竭 > 4 周
	E	持续肾衰竭 > 3 个月	持续肾衰竭 > 3 个月
AKIN	1 级	48 h 内肌酐升高 ≥ 0.3 mg/dL（26.5 μmol/L）或肌酐升高 1.5~2.0 倍	< 0.5 mL/（kg·h）6 h
	2 级	48 h 内肌酐升高 2.0~3.0 倍	< 0.5 mL/（kg·h）12 h
	3 级	48 h 内肌酐升高 3.0 倍或肌酐升高 ≥ 2.5 mg/dL（221.0 μmol/L）或 RRT	≤ 0.3 mL/（kg·h）24 h 或无尿 24 h 或 RRT
KDIGO	1 级	48 h 内肌酐升高 ≥ 0.3 mg/dL（26.5 μmol/L）或 7 d 内肌酐升高 1.5~1.9 倍	< 1.0 mL/（kg·h）24 h
	2 级	7 d 内肌酐升高 2.0~2.9 倍	< 0.5 mL/（kg·h）24 h
	3 级	7 d 内肌酐升高 3.0 倍或肌酐升高 ≥ 2.5 mg/dL（221.0 μmol/L）或 RRT	< 0.3 mL/（kg·h）24 h

AKI：急性肾损伤；RIFLE：风险、损伤、衰竭、丧失和终末期肾病；GFR：肾小球滤过率；AKIN：急性肾损伤网络工作组；RRT：肾脏替代治疗；KDIGO：改善全球肾脏病预后组织

　　基于 AWAKEN 研究，国际新生儿肾脏协作组（neonatal kidney collaborative，NKC）在 2013 年对新生儿 AKI 的诊断标准作出调整，是目前为止较为公认的新生儿 AKI 诊断标准（表 8-2）。

表 8-2　新生儿 AKI 诊断标准（NKC）

分期	血肌酐	24 小时尿量
0	血肌酐稳定或升高 < 0.3 mg/dL	> 1 mL/（kg·h）
1	48 h 内肌酐升高 ≥ 0.3 mg/dL 7 d 内肌酐升高 1.5~1.9 倍	> 0.5 mL/（kg·h）且 ≤ 1 mL/（kg·h）
2	7 d 内肌酐升高 2.0~2.9 倍	> 0.3 mL/（kg·h）且 ≤ 0.5 mL/（kg·h）
3	7 d 内肌酐升高 3.0 倍 或肌酐升高 ≥ 2.5 mg/dL 或肾脏替代治疗	≤ 0.3 mL/（kg·h）

AKI：急性肾损伤；NKC：国际新生儿肾脏协作组

　　儿童和新生儿在诊断 AKI 后，有以下情况，建议行 CRRT 治疗：KDIGO 指南标准达 2 期及以上；FO > 20% 时应进行 CRRT 治疗，> 10% 时酌情行 CRRT 治疗；经常规药物治疗无法纠正的严重电解质及酸碱平衡紊乱，包括高钠血症（Na^+ > 160 mmol/L）、低钠血症（Na^+ < 115 mmol/L）、高钾血症（K^+ > 6.5 mmol/L）、酸中毒（pH < 7.1 或 HCO_3^- < 12 mmol/L）；利尿药物治疗无法纠正的肺水肿、尿毒症相关心肌病及脑病。

2. 非 AKI 疾病

　　CRRT 同样可应用于多种非肾脏疾病，且有多种模式可选择（表 8-3）。

表 8-3　非 AKI 疾病 CRRT 模式推荐

疾病	适应证	模式
严重全身炎症反应性疾病	脓毒症或脓毒症休克、重症胰腺炎、噬血细胞综合征等	CVVH、CVVHD、CVVHDF
中毒	水溶性、小分子毒素	CVVH、CVVHD、CVVHDF
	脂溶性、蛋白结合率高、大分子毒素	血浆置换、血液灌流

疾病	适应证	模式
急性肝功能衰竭	高氨血症、AKI 2 期或以上、容量过负荷	CVVH、CVVHD、CVVHDF
	难以纠正的凝血功能障碍、危及生命的出血	PE
	肝性脑病 3~4 期或肝性脑病 2 期 +MODS	杂合模式 MARS 或 CVVHDF+PE
遗传代谢性疾病	高氨血症、低血糖和高乳酸血症	CVVH、CVVHD、CVVHDF 代谢病危象时应适当提高血液净化剂量
难治性重症自身免疫性疾病	ANCA 相关性血管炎、抗肾小球基底膜肾病、新月体性肾炎、重型过敏性紫癜、重症系统性红斑狼疮等	血浆置换、免疫吸附
不伴有急性肾损伤的危重症	容量过负荷	CVVH、CVVHD、CVVHDF
	电解质及酸碱平衡紊乱	CVVH、CVVHD、CVVHDF

AKI：急性肾损伤；CRRT：连续性肾脏替代治疗；CVVH：连续性静脉 – 静脉血液滤过；CVVHD：连续性静脉 – 静脉血液透析；CVVHDF：连续性静脉 – 静脉血液透析滤过；PE：血浆置换；MODS：多器官功能障碍综合征；MARS：分子吸附再循环系统；ANCA：抗中性粒细胞胞质抗体

二、禁忌证

CRRT 无绝对禁忌证，相对禁忌证参考成人。但需注意的是，大部分医院在低龄儿童及新生儿血管通路的建立上存在技术困难，或无法获得适合患儿体重的滤器、管路等耗材，因此无法积极开展 CRRT。

第二节　治疗模式

儿童患者常用的 CRRT 模式包括 CVVH、CVVHD 和 CVVHDF。CVVHD 是利用弥散作用，清除小分子物质和（或）水分，CVVH 或 CVVHDF 利用对流作用，清除中小分子物质和（或）水分。针对特殊需要，可以采用其他治疗模式或组合式 CRRT 治疗模式，如自身免疫相关性疾病，可选择血浆置换、免疫吸附，如果同时合并肾功能衰竭，可以行血浆置换时串联 CVVH/CVVHD/CVVHDF 或血浆置换后序贯 CVVH/CVVHD/CVVHDF；药物和食物中毒后合并肾功能衰竭，可选择 CVVH/CVVHD/CVVHDF 串联血液灌流。

第三节　血管通路

儿童主要根据体重选择导管尺寸，年龄和血管条件决定置管位置及置管深度。儿童及新生儿较成人血管细且短，建议在 B 超引导下穿刺。

儿童一般选用单针双腔导管。低体重的新生儿或体重 < 5 kg 的婴儿，建议选用 5 Fr 的双腔导管，也可用 2 根单腔导管分别作为引血端和回血端建立血管通路（表 8-4）。儿童置管位置与成人相似，如颈内静脉、股静脉或锁骨下静脉。但儿童及新生儿推荐首选右颈内静脉置管，半刚性导管的尖端位于上腔静脉与右心房交界处或以上 1~2 cm，软硅酮导管的尖端位于右心房；股静脉导管的尖端以到达下腔静脉为宜。

表 8-4　儿童 / 新生儿 CRRT 双腔导管规格的选择

体　重	规　格
新生儿	5.0~7.0 Fr
3~6 kg	7.0 Fr
6~15 kg	8.0 Fr
15~30 kg	9.0 Fr
> 30 kg	10.0~12.5 Fr

CRRT：连续性肾脏替代治疗

在胎龄小、出生体重低、且生后 7 d 以内的新生儿可考虑应用脐静脉置管（umbilical venous catheterization，UVC）。UVC 操作前，要先评估导管置入的深度，对于超低出生体重儿，应该按体表标志估算置入深度，公式为：置管深度（cm）= 脐到乳头的距离（cm）-1。UVC 置管应由有经验的医生操作，严格无菌管理、没有导管相关感染的 UVC 可使用至 7~10 d，但为避免长期留置导管伴发的感染等并发症，当不再需要 UVC 时应尽快拔除。

目前，常选择的新生儿导管有：Gambor 6.5 Fr×12.5 cm、Abel 5 Fr×16 cm、Abel 7 Fr×20 cm、Abel 8.5 Fr×13 cm 双腔导管，导管内径分别为 2.11 mm、1.7 mm、2.0 mm 和 2.85 mm。

第四节　设备和耗材

儿童特别是婴幼儿体重轻、血容量少，选择 CRRT 滤器和管路时，耗材应尽量避免体外容积（滤器 + 管路）超过患儿血容量的 10%。选择适用于儿童的 CRRT 耗材，滤器表面积应与体表面积相匹配，还需考虑滤器的管路容量，既考虑到清除效率，又要尽量减少体外循环容量，因为这将决定潜在的失血量（表 8-5，表 8-6）。

表 8-5　我国临床应用 CRRT 的滤器参数

类型	型号	膜材料	膜面积（m²）	预冲体积（mL）		推荐体重（kg）
				滤器	管路	
CRRT 套包	Prismaflex M60set	丙烯和甲磺酸钠聚合物	0.60	42	93	> 11
	Prismaflex M100set	丙烯和甲磺酸钠聚合物	0.90	66	152	> 30
	Prismaflex M150set	丙烯和甲磺酸钠聚合物	1.50	105	189	成人
	Prismaflex ST60set	丙烯和甲磺酸钠聚合物	0.60		93	> 11
	Prismaflex ST100set	丙烯和甲磺酸钠聚合物	1.00		152	> 30
	Prismaflex ST150set	丙烯和甲磺酸钠聚合物	1.50		189	成人
	Oxiris	AN69+ 聚乙烯亚胺 + 预嫁接肝素	1.50	193	> 30	

续表

类型	型号	膜材料	膜面积（m²）	预冲体积（mL）		推荐体重（kg）
				滤器	管路	
CRRT 滤器	AVPaed	聚砜膜	0.20	18	54	< 10
	AV600s	聚砜膜	1.40	100	143	—
	AEF–03	聚砜膜	0.30	26	47	3~20
	AEF–07	聚砜膜	0.70	47	47	
	AEF–10	聚砜膜	1.00	69	47	
	AEF–13	聚砜膜	1.30	97		
	ACF–130W	聚砜膜	1.30	80		
	ACF–180W	聚砜膜	1.80	108		成人
	ABH–15F	聚砜膜	1.50	98		成人
	ABH–18F	聚砜膜	1.80	118		成人
血浆置换套包	TPE1000Set	聚丙烯	0.15	71		> 9
	TPE2000Set	聚丙烯	0.35	125		成人
血浆置换滤器	OP–02	聚乙烯	0.20	25	48	3~25
	OP–05	聚乙烯	0.50	55		
	OP–08	聚乙烯	0.80	80		
血浆成分分离器	EC 系列–20/30/40/50W	乙烯-乙烯醇聚合物	2.00	150	48	
选择性血浆吸附器	BR350L	聚乙烯	0.07	3		成人
灌流器	HA130	树脂	—	—	—	
	HA230	树脂	—	—	—	
	HA280	树脂	—	—	—	
	HA330	树脂	—	—	—	
	BS330	离子交换树脂	—	—	—	
	HA380	树脂	—	—	—	
	CA130	聚乙烯	—	—	—	> 35

续表

类型	型号	膜材料	膜面积（m²）	预冲体积（mL） 滤器	预冲体积（mL） 管路	推荐体重（kg）
灌流器	CA230	聚乙烯	—	—	—	
	CA330	聚乙烯	—	—	—	> 55
	CA380	聚乙烯	—	—	—	

CRRT：连续性肾脏替代治疗；—：未推荐或说明书未给出

表 8-6　新生儿体重与血容量的关系

体重	血容量
新生儿	80 mL/kg
< 2.5 kg	< 200 mL
≥ 2.5 kg	200~300 mL

第五节　置换液和透析液

置换液和透析液的 A 液构成基本相同：Na^+ 为 135~144 mmol/L，K^+ 为 0~4 mmol/L，Ca^{2+} 为 1.25~1.75 mmol/L，Mg^{2+} 为 0.75~1.50 mmol/L，Cl^- 为 98~112 mmol/L，HCO_3^-（或相当于 HCO_3^-）为 22~35 mmol/L，pH 为 7.4。为调整治疗方案，在 CRRT 过程中，应动态评估内环境。

乳酸盐和碳酸氢盐是最为常用的碱性缓冲液。肝功能衰竭、高乳酸血症或乳酸清除能力低下的患儿，建议选择碳酸氢盐作为碱性缓冲液。也可自行配制置换液和透析液，其优点是能够根据患儿具体病情调整配方，如低糖配方葡萄糖浓度为 1~10 mmol/L，高糖配方葡萄糖浓度 > 10 mmol/L。

常用的 Port 方案改良配方 1 或配方 2，见表 8-7。使用时根据电解质监测结果调整离子浓度。

表 8-7　血液净化置换液 Port 方案改良配方

配方	成分（mL）		离子浓度（mmol/L）		适应证
1	林格液	3000	K⁺	4.0	新生儿急危重症合并急性肾损伤；
	5% 葡萄糖	100	Na⁺	130.0	高血糖患儿减少葡萄糖用量
	5% 碳酸氢钠	200	HCO₃⁻	28.0	
	10% 氯化钙 ª	7.5	Ca²⁺	1.5	
	50% 硫酸镁 ª	1.6	Mg²⁺	3.2	
			Cl⁻	109.0	
2	5% 葡萄糖	1000	K⁺	0~2.0	肝功能衰竭或高钾血症新生儿合并急性肾损伤；
	5% 碳酸氢钠	250	Na⁺	147.0	高血糖患儿减少葡萄糖用量
	0.9% 氯化钠	3000	HCO₃⁻	36.0	
	10% 氯化钙	20	Ca²⁺	0.7	
	25% 硫酸镁 ª	3.2	Mg²⁺	3.2	
	10% 氯化钾 ᵇ	1.5	Cl⁻	115.0	

a 药物可根据情况增减；b 为 mL/L

第六节　抗凝与监测

对于体重较大的儿童，肝素抗凝和局部枸橼酸抗凝是目前临床广泛使用的 CRRT 抗凝方式；对有出血风险或活动性出血的患儿可选择甲磺酸萘莫司他、阿加曲班、比伐卢定及来匹卢定等，不推荐无抗凝剂方案。肝素钠抗凝和局部枸橼酸抗凝方案及监测指标与成人相同，具体参照相关章节。

肝素钠为新生儿 CRRT 抗凝时的首选抗凝药物，肝素钠首剂负荷量为 10~20 U/kg，维持剂量为 10~20 U/（kg·h），根据 APTT 调整普通肝素钠的用量，要求 APTT 维持于 80~120 s（正常年龄范围的 1.5~2.0 倍）。新生儿，尤其是早产儿 AT-Ⅲ 水平低下，可能导致肝素抗凝效果欠佳，CRRT 前应及时检测 AT-Ⅲ 水平，必要时输新鲜血浆，以提高 AT-Ⅲ 水平，提高幅度为 > 50%，或选择其他抗凝方式。若患儿在 CRRT 治疗前检查 APTT > 150 s，可选择无抗凝剂方案，凝血功能好转后再改为普通肝素钠抗凝。

因肝脏线粒体功能不足，新生儿 CRRT 很少选择枸橼酸抗凝，临床缺少相关经验。

甲磺酸萘莫司他（NM）是一种广谱丝氨酸蛋白酶抑制剂，体内清除率高、半衰期为 5~8 min，抗凝效果好且不增加出血风险。可用于 HIT 及 AT-Ⅲ 活性低、严重肝功能不全、缺氧、组织灌注异常、高乳酸血症的患儿。NM 抗凝剂量为 0.3~0.5 mg/（kg·h），每 4~6 h 监测 1 次，将 ACT 维持在 180~250 s，也可监测 APTT，将其维持在 60~80 s。使用过程中注意监测血钾，并防止过敏反应。

第七节　预　充

　　低体重患儿以及循环不稳定的患儿，上机时，引血的血流速度应缓慢，随后逐渐增加血流速度。为避免"流空效应"导致血压下降，可补充血液制品或胶体溶液，必要时使用血管活性药物。

　　新生儿的循环血浆容量少，体外循环回路中的容量应小于新生儿血容量的 10%；若大于患儿血容量的 10% 时，应提前使用血液制品或胶体溶液预充管路及滤器，以减少低血压和血液稀释的发生率。根据新生儿体重、病情和体外循环回路的容量决定选择何种预充液，预充量为体外循环回路的容量。如新生儿体重 < 3.0 kg 或体外循环回路容量大于新生儿血容量的 10%（8 mL/kg），可用全血预充；若新生儿体重为 3~5 kg，可考虑选择白蛋白、新鲜冰冻血浆等胶体溶液或全血。编者组选用红细胞悬液 + 血浆 + 人血白蛋白混合后作为预充液，取得了良好的效果。

　　准备结束 CRRT 治疗时，结合患儿血流动力学状态、血红蛋白和血氧饱和度的具体情况综合分析决定是否部分回血或全部丢弃。

第八节　治疗参数

1. 血流速度

　　推荐儿童血流速度为 3~10 mL/（kg·min），新生儿和小婴儿因为血管通路细，为产生足够的通路回流压力，通常需更高的血流速度，为 10~12 mL/（kg·min），但因为新生儿血容量少、血流动力学不稳定，实际应用时起始上机往往远达不到这个速度，编者组多使用 1~3 mL/（kg·min）的上机血流速度，待血流动力学稳定后，可逐渐上调至目标血流量，从而延长滤器和管路的使用寿命。

2. 治疗剂量

治疗剂量指透析液和置换液的总和。治疗剂量为 20~25 mL/（kg·h）或 2000 mL/（h·1.73m²）。血浆置换或联合血浆治疗的 CRRT 模式（如双重血浆滤过技术、血浆吸附、DPMAS 等），应当计算每次血浆治疗的剂量，推荐置换血浆量为患儿血浆容量的 1.5~2.0 倍。

关于儿童 CRRT 治疗剂量的研究资料不多，儿童 CRRT 的量效关系目前也缺少相关的随机对照研究。一般认为，儿童 CRRT 低治疗剂量定义为 20~25 mL/（kg·h），CRRT 高治疗剂量定义为 35~45 mL/（kg·h）；严重脓毒症时可以采用 35 mL/（kg·h）或相对高剂量 50~70 mL/（kg·h）。

3. 超滤处方

在设定 CRRT 处方时，若患儿血流动力学不稳定，特别是合并脓毒症、休克或手术后的患儿，需要根据患儿的生命体征变化随时重新设置液体平衡，对危重症患儿建议每小时滴定液体平衡。既保证组织灌注，又保持超滤目标。CRRT 启动时超滤量设定宜低，在保证患儿血流动力学稳定前提下可逐渐提高，但每天总脱水量不宜超过体重的 10%。若经过 CRRT 治疗，患儿尿量增多，可逐渐下调脱水量，直至停止脱水。

第九节　抗生素调整

肾功能不全患儿行 CRRT 治疗时，应依据药代动力学和（或）药效动力学调整抗生素方案，具体参照"CRRT 过程中的管理"抗生素管理相关内容。必要时可监测药物的血药浓度，部分抗生素调整见表 8-8。

表8-8　儿童部分抗菌药物的一般剂量及肾功能不全时剂量调整（每次，mg/kg）

药物	一般剂量		轻度肾功能不全		中度肾功能不全		重度肾功能不全		CRRT	
	剂量	间隔时间(h)	剂量	间隔时间(h)	剂量	间隔时间(h)	剂量	间隔时间(h)	剂量	间隔时间(h)
头孢曲松	50~100	12~24	50~100[a]	12~24	50~100[a]	12~24	50~100[a]	24	50	24
头孢噻肟	33.3~66.6	8	35~70	8~12	35~70	12	35~70	24	35~70	12
头孢他啶	25~50	8	50	12	50	24	50	48	50	12
头孢吡肟	50	8~12	50	24	50	24	50	48	50	12
哌拉西林/他唑巴坦	50~75	6	35~50	6	35~50	8	35~50	8	35~50	8
美罗培南	20~40	8	20~40	12	10~20	12	10~20	24	20~40	12
亚胺培南/西司他丁	15~25	6	7~13	8	7.5~12.5	12	7.5~12.5	24	7~13	8
氨曲南	30~40	8	30~40	8	15~20	8	7.5~10.0	12	30~40	8
环丙沙星	10~15	12	10~15	12	10~15	18	10~15	24	10~15	12
左氧氟沙星	≤5岁：5~10 ＞5岁：5~10	24	5~10	24	5~10	24	5~10	48	10	24
阿米卡星	5.0~7.5	8	5.0~7.5	12~18	5.0~7.5	18~24	5.0~7.5	48~72	7.5	12[c]
万古霉素	10~15	6~8	10	12	10	18~24	10	根据血药浓度	10	12~24[c]

续表

药物	一般剂量 剂量	一般剂量 间隔时间(h)	轻度肾功能不全 剂量	轻度肾功能不全 间隔时间(h)	中度肾功能不全 剂量	中度肾功能不全 间隔时间(h)	重度肾功能不全 剂量	重度肾功能不全 间隔时间(h)	CRRT 剂量	CRRT 间隔时间(h)
甲硝唑	15~30[a]	6~8	15~30[a]	6~8	15~30[a]	6~8	4	6	15~30[a]	6~8
利奈唑胺	10	8~12	—	—	—	—	—	—	—	—
多黏菌素 B <2 岁: 0.75~2.0		12	—	—	—	—	—	—	—	—
≥2 岁: 0.75~1.25		12	—	—	—	—	—	—	—	—
氟康唑	3~12	24	1.5~6.0	24	1.5~6.0	24	1.5~6.0	48	6	24
卡泊芬净	首剂 70[b]; 维持 50[b]	24	—	—	—	—	—	—	—	—
伏立康唑	前 2 剂 6; 维持 4	12	—	—	—	—	—	—	—	—
两性霉素 B脂质体	3~5	24	—	—	—	—	—	—	—	—

CRRT: 连续性肾脏替代治疗；儿童肾小球滤过率（GFR）根据 Schwartz 公式计算；重度肾功能不全为 GFR ＜ 10 mL/（min·1.73 m²），中度肾功能不全为 10~29 mL/（min·1.73 m²），轻度肾功能不全为 30~50 mL/（min·1.73 m²）；a：单位为 mg/（kg·d）；b：单位为 kg/m²；c：需要检测血药浓度；—：无须调整剂量；药物具体剂量根据患儿病情及血药浓度测定为准，表内剂量仅供参考

第十节 营养管理

CRRT 期间可出现营养物质的丢失，营养支持可改善患者预后。虽然有 CRRT 加热设备，但 CRRT 仍会导致热量丢失，热量摄入量应高于 20%~30% 的静息能量消耗（REE），间接测热法（indirect calorimetry，IC）或公式法可协助测算危重患儿的热量需求。CRRT 过程存在葡萄糖丢失，丢失量取决于血糖浓度和治疗剂量，及时增减置换液中葡萄糖的浓度，以保证血糖水平维持在 7.8~10.0 mmol/L。不同模式的 CRRT，也影响氨基酸和蛋白质的丢失量，如治疗模式为对流模式，其丢失量大于弥散模式。CRRT 时，需要增加每日蛋白质的供给需求量。危重症患儿推荐蛋白质补充量 > 1.5 g/（kg·d）。CRRT 期间对脂肪无额外清除，无须每日补充脂肪。

CRRT 期间存在包括钠、钾、钙、磷、镁等多种电解质的丢失，尤其使用枸橼酸抗凝的患儿，更易出现钠、钙、磷的平衡紊乱，故需在危重的患儿进行 CRRT 时，监测电解质，并及时补充额外丢失的电解质。同时，及时补充各种微量元素及维生素。

第十一节 并发症管理

儿童及新生儿 CRRT 并发症的处理基本同成人，但需注意患儿体重小、血容量少的特点，更加严格评估、谨慎操作、严密监测设备参数与病情的变化，减少技术并发症及临床并发症的发生概率。在并发症的处理上需做到个体化。

CRRT 过程中，护理人员需每小时记录 1 次各项压力值，如动脉压、静脉压、滤器压、跨膜压等，根据相关指标评估滤器凝血情况。监测患儿体温，对导管进行加温预防低体温，确保患儿体温正常；用血液制品或胶体溶液预充管路防止低血压；降低初始血流速度防止上机时血流动力学紊乱；监测电解质、酸碱水平防止电解质、酸碱平衡紊乱；及时处理设备报警事件。

第十二节 监护评估

儿童 CRRT 期间监护的相关指标和成人类似，如血流速度、透析液/置换液流速、滤过分数、循环管道压力、超滤量控制、实际治疗时间、治疗效果包括毒素清除和液体平衡等。

患儿，尤其新生儿，需要监护生命体征，监测血流动力学指标，监测每小时液体出入量。密切监测电解质、血气分析、血液生化指标。

第十三节 终止与回血

CRRT 治疗结束时，采用密闭式回血，根据体外容量、血流速度计算回血量及回血时间，根据患儿情况选择合适的封管液按导管容积封管。

第九章
CRRT 操作中紧急情况的应急预案

第一节　突发停电或机器短路的应急预案

CRRT 过程中如遇停电，可依赖机内蓄电池维持 20~30 min 的短时间运行。但如果停电原因不明且无法判断停电时长则立即终止治疗。

一、发生原因

供电故障、机器短路、电线老化、电源头被拔出等。

二、机器发生短路表现

停电报警、机器报警、血泵停止、屏幕变黑。

三、应急预案

（1）安抚患者紧张情绪，同时立即查看停电原因，夜间开启应急灯以便观察患者病情。确认机内是否备有蓄电池并可短时间维持血液循环，如不能判断或没有蓄电池应立即自回路夹中拉出静脉壶后管路，以防部分机器因停电静脉夹未打开而出现漏血或管路破裂，再用手缓缓摇动血泵（以 50~60 mL/min 速度转动）继续保证血液的体外循环。

（2）夹闭动脉管路后打开补液口进行回血，自保险夹中拉出静脉壶下端的管路，打开血泵门并安装手摇把，以适宜的速度用手匀速摇动血泵。回输完毕全部透析器及静脉管路中的血液后，夹闭补液口，继续将动脉管路中的血液回输完毕后结束透析。

停电后保持冷静，尤其在光线不足的情况下，重点应避免空气进入患者体内，防止发生空气栓塞。

四、预防措施

（1）电路应双路供电。

（2）治疗中注意保护插座、插头，避免液体滴入插座出现短路；每月对全部插座、插头进行检修，及时发现问题并更换。

（3）大型设备必须接有地线，避免发生漏电事故；严格按照操作规程使用各种设备，避免水溅至电源处。

（4）定时对 CRRT 机进行检修维护。

第二节　发生火灾的应急预案

（1）立即拨打 119，同时报告医院消防科。报警人员应向消防部门详细报告火灾的现场情况，包括火场的单位名称和具体位置、燃烧物资、人员围困情况、联系电话和姓名等信息。根据火灾的位置，确定是否疏导患者：如不是发生在本病区的火灾，通知在场员工进入戒备状态，听从消防指挥中心调动；若火灾发生在本病区，立即通知在场员工，集中现有灭火器材和组织人员进行积极扑救，并及时疏导患者。

（2）关闭电源，必要时对患者结束治疗（回血或剪断血管通路管），专业组长将患者从安全出口转移到安全地区。有浓烟时，用湿毛巾捂住口鼻转移。离开后，关好防烟门，防止火势蔓延。撤离时使用安全通道，切勿乘电梯。

（3）集中现有灭火器材和人员进行积极扑救。

（4）关闭电源，必要时对患者结束治疗（回血或剪断血管通路管），专业组长将患者按照演习路线疏散到安全地带；撤离时使用安全通道，切勿乘电梯。

（5）事后清点人数和财产，填报事件经过和损失情况。

第三节　突发地震的应急预案

（1）确认地震发生后立即关闭电源：情况紧急，立即停止治疗，停血泵，夹闭体外循环管路，动、静脉端夹子及穿刺针上的夹子或导管上夹子(共计4个夹子)，分离透析机与患者。条件允许立即停止治疗，回血下机，分离透析机与患者。

（2）关闭科室电源。

（3）医护工作人员按照平时演练情况进行分工，专人负责患者撤离，并视情况给予安全拔针。

第四节　职业暴露的应急预案

一、原　因

乙型病毒性肝炎、丙型病毒性肝炎、梅毒和艾滋病患者的血液暴露。

二、处理对策

（1）用肥皂液和流动水清洗污染的皮肤。如有伤口，应当由近心端向远心端挤压，尽可能挤出损伤处的血液，再用肥皂液和流动水进行冲洗；禁止进行伤口的局部挤压。受伤部位的伤口冲洗后，应用消毒液，如75%乙醇或0.5%碘伏进行消毒，并包扎伤口。

（2）被暴露的黏膜，应当反复用生理盐水冲洗干净。

（3）医务人员应登记填写相关表格，报告医院感染科等部门，进行全面评估，必要时应进行预防性用药和跟踪检测。

三、预防措施

（1）医务人员应当遵照标准预防原则，所有患者的血液、体液及被血液、体液污染的物品均视为具有传染性的病原物质，医务人员接触这些物质时，必须采取防护措施。

（2）戴手套操作完毕，脱去手套后立即洗手，必要时进行手消毒。

（3）手部皮肤发生破损进行操作时必须戴双层手套。

（4）在诊疗、护理操作过程中，有可能发生血液、体液飞溅到医务人员的面部时，医务人员应当戴面屏。

（5）要保证充足的光线并特别注意防止被针头、缝合针、刀片等锐器刺伤或割伤；使用后的锐器应当直接放入耐刺、防渗漏的锐器盒中，以防发生刺伤。

（6）禁止将使用后的一次性针头重新回套；禁止用手直接接触使用后的针头、刀片等锐器。

第五节　医疗纠纷的应急预案

随着我国经济发展及人民生活水平的提高，患者及家属的保健意识及自身保护意识随之增强，也对医疗服务水平和服务质量提出了更高的要求。同时由于我国医疗体制改革的复杂性和各种社会因素的存在，患者对自身病情知情权和治疗选择权意识逐步增强，如何在保证正常医疗工作促进医学科学发展的同时避免医疗纠纷的发生，以确保医务人员的安全，是每一位医务工作者面临的问题。

一、发生原因

（1）医务人员法律意识及自我保护意识不强。

（2）对相应规章制度如岗位职责、医疗安全制度、查对制度等未能落实到位。

（3）医疗工作过程中存在违反操作规程的行为。

（4）在治疗前未将治疗风险等情况向患者及家属充分解释并确保其理解。未签署知情同意书。

（5）发生医疗纠纷时未能及时保护相关医疗资料。

二、纠纷处置预案

（1）发生纠纷时应立即通知相关领导，并第一时间报告医务处，不得隐瞒。如有条件应积极采取补救措施。

（2）保护现场完好，应立即封存并检验滤器、血管路、CRRT 机、穿刺针等。

（3）严格遵照相关规定封存《医疗事故处理条例》中涉及的医疗资料。

（4）对确为不明原因的患者死亡，应主动建议家属进行 48 小时内尸体解剖，若家属拒绝应做好签字和记录工作。

（5）由科室负责相关工作的领导及医务部共同指定专人，负责接待患者及家属，并做好全部的病情解释工作。

（6）当事科室领导需在24小时内将事实经过以书面报告形式上报至医务部，并根据要求提出初步处理意见。

（7）若患者及家属情绪激动，不听劝阻或聚众闹事，立即通知医院保卫处到场。

三、预防措施

（1）增强自我保护及保护他人意识，增强法治观念，认真学习《医疗事故处理条例》等有关管理制度。健全并认真落实各项规章制度。

（2）加强留存证据的法律意识，如CRRT记录单、知情同意书、护理风险告知等。

（3）准确、及时地完成抢救记录，未及时书写的病程应在6小时之内补记，并加以注明。

（4）严格遵守相关规定，确保使用的相关耗材有卫生健康行政部门的报批手续，对相关产品的来源、去向、使用严格遵照登记制度进行登记。

第十章
CRRT 技术质量控制

为改善 CRRT 质量控制，2019 年急性透析质量倡议（ADQI）共识提出，所有提供 CRRT 技术操作的机构均应采用并实施 CRRT 质量控制体系，至少应包括 CRRT 的结构、过程和结果指标的整合、监测和报告，并根据需要对其进行调整，以适应 CRRT 的临床应用。质量控制的基础是质量指标，分为结构性指标、过程性指标和结局性指标 3 个基本要素，需要同时符合科学性、重要性和可行性的原则。目前广泛采用的质量控制指标有 13 个，其中有 2 个结构性指标，分别为滤器使用寿命及团队培训；7 个过程性指标，分别为小溶质清除率、治疗剂量、撤机时间、导管感染、中断液体管理、导管故障和方案的依从度；4 个结局性指标，分别为出血、不良事件、导管功能障碍、导管相关血流感染。

第一节 结构性指标质量控制

一、建立 CRRT 质量技术管理规范

CRRT 治疗的首要问题是医疗质量，可通过制度化管理确保建立解决问题的可靠途径。在国内外的最新指南和专家共识的指导下制定标准化的 CRRT 技术流程。

二、加强人员的培训和认证，建立专业化 CRRT 团队

CRRT 是一项治疗过程复杂、高度专业化的治疗技术，因此需要由受过专业训练的医生、护士、临床药师和技师等组成专业化团队来实施该项医疗服务。为确保 CRRT 医护团队的人员质量，需要制定相

关工作人员制度，规范人员培训、资质认证和评价，明确团队中的岗位职责，并建立良好的沟通机制。应用 PDCA 循环管理等质量管理工具建立质量控制与改进制度，对 CRRT 的质量进行监督与改进。此外，还需建立收费管理、设备与耗材管理、医院感染控制等配套制度。团队成员需系统掌握血液净化原理、CRRT 适应证、CRRT 设备操作、报警和故障处理、血管通路类型与建立、液体管理、抗凝、置换液的调配、实验室检测、护理管理和医疗记录书写等，并通过考核和认证。CRRT 团队需定期组织学习，定期对 CRRT 质量指标数据和特殊病例进行分析讨论，不断增强规范意识和质量意识。

三、加强对开展 CRRT 机构的质量控制

持续改进质量体系能够有效提高医疗安全并改善患者预后。增强开展 CRRT 技术服务机构的医疗质量意识，对医护人员和科室总体的 CRRT 医疗质量进行监测和评价，并利用质量管理工具进行分析，寻找影响质量的因素和环节，采取切实可行的措施进行改进，并进行再评估和进一步改进。

四、滤器寿命的质量控制

详细记录 CRRT 滤器的开通时间，设置滤器的更换标准为：跨膜压持续升高，超过 250 mmHg，且超过 5 min。对滤器的使用寿命进行质量控制，每月评估一次滤器使用寿命：持续使用 60 h 的滤器数量或直至 CRRT 治疗结束未更换滤器数量 / 滤器总数量 > 60%。

第二节　过程性指标质量控制

根据 CRRT 相关指南和规范进行过程性指标质量控制，具体包括以下内容。

一、治疗前评估病情并签署知情同意书

对治疗对象进行适应证评估，明确治疗的有效性和安全性。由受过 CRRT 规范培训的医生对患者进行综合评估。治疗前对患者或家属

进行充分的病情及治疗知情告知，并签署相关知情同意书。

二、治疗过程的规范化

（1）按照专科最新指南建议，选择合适的适应证。

（2）合理选择治疗模式：根据不同的治疗目的，选择合适的治疗模式。

（3）设定治疗处方及处方剂量：按照精准医学的原则，应根据病理生理状况和代谢变化选择并动态调整 CRRT 剂量。

（4）制定抗凝方案：治疗前根据患者出血风险选择抗凝方式，定期监测抗凝效果和凝血功能指标。治疗中要观察凝血和出血情况，包括皮肤黏膜、穿刺点出血情况，以及尿、大便、胃液、引流液等出血情况。监测治疗前、中、后的凝血指标。

（5）确定个体化置换液成分：首选商品化的碳酸盐置换液，同时置换液的组分可根据治疗需要进行调整。如无特殊情况，选择标准化置换液方案，以减少置换液配制错误的风险。

（6）液体平衡和容量管理：为充分发挥 CRRT 清除溶质和调节液体平衡的作用，需进行精准的容量负荷管理，并注意监测和保持血流动力学稳定，防止发生重要器官低灌注。

（7）电解质和酸碱平衡的监测：CRRT 治疗前需评估内环境，定期监测并及时调整离子浓度和葡萄糖浓度，以保持电解质及酸碱平衡。除非发生严重高钾血症，一般原则为"纠正不过急，矫枉不过正"。

（8）及时处理各种报警和故障：熟练掌握压力报警、气泡报警、平衡报警、漏血报警的处置，避免 CRRT 治疗过程中出现较长时间的停机。如短期内无法排除故障，在运行界面采用 0.9% 氯化钠溶液进行回血，以防止体外循环凝血等并发症的发生。

（9）抗生素及其他药物剂量调整：根据 CRRT 治疗模式、滤器性能、药物代谢特点，由药剂师或主管医生调整给药时机、剂量及治疗周期。

三、治疗记录与评估

完善 CRRT 操作记录，包括评估、处方、治疗过程、并发症和不良事件记录。完成治疗后均需评价治疗目标是否达成，包括液体平衡、电解质及酸碱平衡、溶质清除。必要时可请三级医生查房。

四、预防医院感染，严格遵守无菌操作规程

定期进行感染相关知识的培训，注意预防院内感染。在连接或安装管路以及维护穿刺部位和导管时，均需进行严格的手卫生和无菌操作，以防治导管相关血流感染的发生。

第三节　结局性指标质量控制

一、不良事件

记录每例 CRRT 治疗过程中的不良事件，每月进行一次评估，并提出相应的整改措施。

二、出　血

每季度评估一次 CRRT 期间发生的任何出血并发症、出血事件例数 / 接受 CRRT 的患者例数，以此为基础进一步指导抗凝方案调整。

三、导管功能障碍

每季度评估一次导管功能，包括导管栓塞、导管移位、内瘘血栓等 CRRT 过程中的非程序性换管。任何对常规导管方案的改变或需要更换导管，未丧失功能的导管数量 / 丧失功能的导管数量必须 ≥ 80%。

中心静脉导管相关血流感染（CLABSI）是指患者在留置中心静脉导管期间或拔除中心静脉导管 48 h 内发生的原发性、与其他部位已存在的感染无关的血流感染，应当每季度评估一次。CLABSI 的发病率 = CLABSI 例次数 / 同期患者中心静脉导管留置总日数 × 1000‰。通过定期监测 CLABSI 的发病率，可以评估其感染控制措施的有效性，并采取相应措施来降低 CLABSI 的发生风险，保障患者安全和医疗质量。

第十一章
腹膜透析技术在危重患者中的应用

第一节　定义及概述

腹膜透析（peritoneal dialysis，PD）利用人体腹膜选择性半透膜的特性，通过将配制好的透析液规律、定时经导管灌入患者的腹膜腔，在腹膜两侧（处于腹膜毛细血管腔内的血液侧和腹腔内的透析液侧）形成溶质的浓度梯度差，从而通过弥散、超滤和对流三种转运方式实现清除体内代谢产物、毒性物质及纠正水、电解质平衡紊乱的治疗目的。

根据治疗模式的不同，腹膜透析可分为持续不卧床腹膜透析（CAPD）、自动腹膜透析（APD）、日间非卧床腹膜透析（DAPD）、间歇性腹膜透析（IPD）、潮式腹膜透析（TPD）等，分别用于满足不同治疗需求和治疗条件的患者。对于急性肾损伤和急危重症患者，更常采用的是 APD 和 IPD 模式。

第二节　适应证及禁忌证

一、适应证

1. 急性肾损伤

对急性肾损伤提倡早期透析，出现以下情况的患者均可进行腹膜透析治疗：

（1）少尿 3 天或无尿 2 天。

（2）明显水钠潴留。

（3）血清肌酐或血尿素氮升高，高分解代谢状态。

（4）利尿剂无效的严重水肿、脑水肿、急性肺水肿。

（5）恶心、呕吐等尿毒症症状明显。

（6）严重电解质、酸碱平衡紊乱，如高血钾、代谢性酸中毒等。

（7）伴有休克、心功能不全、活动性出血、无条件进行血液透析的患者。

2. 慢性肾衰竭

腹膜透析可适用于多种原因所致的慢性肾衰竭：内生肌酐清除率（Ccr）< 10 mL/min 或血清肌酐（Scr）⩾ 707.2 μmol/L（8 mg/dL），并伴有下列情况之一者：

（1）明显的尿毒症症状（如恶心、呕吐）。

（2）明显的水钠潴留表现（高度水肿、高血容量性心力衰竭或高血压）。

（3）严重的电解质紊乱（如血钾 ⩾ 6.5 mmol/L）；严重的代谢性酸中毒（二氧化碳结合力 ⩽ 15 mmol/L）。

（4）肾移植前后。

3. 药物或毒物中毒性疾病

腹膜透析能清除具有下列性质的药物和毒物：

（1）分子量< 5000 道尔顿。

（2）以非结合形式存在于血液中。

（3）部分植物毒素、生物毒素也可通过腹膜透析清除。

（4）当存在血液灌流或其他血液净化禁忌，或无相关条件设备的患者，可以采取腹膜透析第一时间进行治疗。

4. 消化系统疾病

急／慢性肝功能不全、肝性脑病、高胆红素血症、急性胰腺炎等消化系统疾病发生时，腹膜透析可以通过清除上述疾病产生的各类毒素（如胆红素、氨、脂酶、胰蛋白酶、激肽释放酶等）缓解疾病的症状和进展，稳定内环境，为综合治疗争取时间。过去普遍认为肝硬化顽固性腹水患者因其感染风险高、蛋白丢失严重、腹腔压力大等因素，为腹膜透析的相对禁忌证。但近年来国内外临床研究和编者组临床实践的经验提示，肝硬化顽固性腹水合并肾功能衰竭的患者，应用腹膜透析不仅可进行血液净化，还可改善腹胀、减缓腹水生成、提高生活质量，而在腹膜透析相关性腹膜炎、管路技术存活率、蛋白呈现率等方面，与普通肾衰竭患者组间无显著差异。

5. 营养支持和药物治疗

腹膜透析可为营养支持治疗提供途径，糖、氨基酸及脂肪均能进行跨膜转运，当胃肠道及经静脉营养不充分时，可考虑使用腹腔作为营养治疗途径。另外，如心功能不全的患者也可考虑经腹膜腔营养治疗（补充如葡萄糖、氨基酸等）。此外，腹透液也可作为局部用药的一个给药途径。

6. 其　他

银屑病、先天代谢性疾病、顽固性高热等也可通过腹膜透析进行治疗。老年人和儿童均适用腹膜透析。

二、禁忌证

1. 绝对禁忌证

（1）慢性持续性或反复发作的腹腔感染，或因腹部手术、腹腔内肿瘤广泛腹膜转移导致的患者腹膜大面积丧失。

（2）严重的皮肤病、腹部大面积烧伤或皮肤大面积感染无合适部位置入腹膜透析管。

（3）严重心理及精神障碍无法进行腹膜透析操作，而又无合适助手的患者。

（4）难以纠正的机械缺陷患者：如外科难以修补的膈疝、脐突出、腹裂、膀胱外翻等。

2. 相对禁忌证

（1）患者腹腔内有新鲜的异物，如腹腔内血管假体术，右室腹腔短路术后4个月内。

（2）腹腔有局限性炎性病灶或腹部大手术3日内。

（3）肠梗阻、炎症性或缺血性肠病或反复发作的憩室炎。

（4）腹腔压力增高，如晚期妊娠、腹腔内巨大肿瘤、巨大多囊肾、严重的椎间盘疾病。

（5）严重的全身性血管病变和多发性血管炎、严重的动脉硬化、硬皮病患者等。

（6）严重肺功能不全的患者。

（7）极度肥胖，体表面积过大的患者。

（8）其他：不能耐受腹膜透析、不合作、无法进行良好宣教的患者。

第三节　腹膜透析装置

一、透析溶液

透析溶液储存于清洁、柔软的塑料包装袋中，塑料包装袋主要由聚乙烯材料制成。目前一些透析溶液在混合、输注之前，会将不同成分的 PD 溶液分装在 2~3 个不同的袋内。

1. 透析溶液的规格

不同制造商生产的用于成人患者的常见透析溶液规格有 1.5 L、2.0 L、2.25 L、2.5 L 和 5 L。标准处方一般容量为 2.0 L。

2. 透析溶液的成分

目前常用的透析溶液成分可分为含有水合葡萄糖（右旋糖）1.5%、2.5% 和 4.25% 溶液及无糖溶液，后者包括艾考糊精透析溶液和氨基酸透析溶液。

二、腹膜透析导管

目前几乎所有的腹膜透析导管都是硅胶管，其上通常会有 1~3 个涤纶套（cuff），2 个以上的 cuff 可以更好地将导管固定在腹壁上。深处的 cuff 一般应固定于肌肉内，浅处 cuff 通常固定在皮下组织距外口 2~4 cm 处。固定良好的 cuff 可以抵御细菌入侵，防止渗液及导管脱出。

急诊床旁短期使用（3 日以内）或无相应规格软性 cuff 式导管（如

婴幼儿、低体重新生儿等）的治疗场景下，可采用硬性无 cuff 式导管或其他符合生物相容性的软性导管，通过穿刺针在腹壁穿刺来置入这种导管。由于感染风险较高，通常不可长期使用。

三、输液装置

透析溶液袋通过一套较长的塑料管路与患者的腹膜导管连接，目前临床广泛应用的是双袋 Y 型输液器。

四、自动腹膜透析机

自动腹膜透析（APD）是目前发展最快的一种腹膜透析方式，尤其多数发达国家，已经将此技术作为腹膜透析的主要治疗模式提供给患者。自动腹膜透析机具备透析循环装置，可将透析袋中的溶液经过预热后，依据提前预设的液量和时间，将溶液循环注入患者腹腔内。在压力报警器、夹具和定时器的配合下，实现对透析溶液的输注、存留及排出调节。其中连续循环腹膜透析（CCPD）模式适用于强化透析、急诊床旁等治疗场景；而夜间间歇性腹膜透析（NIPD）则更适用于有工作、学习需求而无法日间治疗，残余肾功能较好，或是具有活动禁忌的患者（如腹腔渗漏、疝等）。

第四节　腹膜透析管路的置入

临床常用的置入方法主要包括以下三种。

一、外科切开法置管术

（1）评估患者适应证及禁忌证并进行相关知识宣教，评估凝血功能及经血液传播疾病感染情况，评估心肺功能。

（2）向家属和（或）患者交代病情及治疗获益，签署知情同意书。

（3）根据患者情况选择导管（弯型、直型 Tenckhoff 或猪尾导管），进行术前体表定位，一般选择耻骨联合上 9~13 cm，腹正中线旁开 1~2 cm 为中心纵向切口。

（4）术前灌肠排空肠道，必要时导尿排完膀胱，行腹部超声检查评估有无残余尿。

（5）手术标记点常规消毒、铺巾，局部逐层浸润麻醉满意后切开皮肤、皮下组织、腹直肌前鞘，钝性分离腹直肌暴露后鞘，于设计导管置入点提前预置荷包，随后破开后鞘及腹膜，将导管沿硬质导丝引导置入直肠子宫陷凹，测试排液功能后收紧荷包，妥善固定深部cuff。随后逐层缝合组织，导管经皮下隧道和外口穿出后固定。

二、腹腔镜置管手术

腹腔镜手术可在置管时获得一个完整的可视视野，同时具备更大的手术操作空间。与其他方法相比，腹腔镜手术最大的优点在于可以实现直视下调整透析导管，使其位置最佳。必要时还可通过内固定管路、网膜悬吊、网膜切除等镜下操作避免术后并发症的发生。

（1）术前评估及术前准备基本同切开法。

（2）充分麻醉，根据患者体型及操作需要标记手术切口，成功建立气腹后依次置入腹腔镜和操作杆。在腹腔镜的引导下，导管通过肌肉筋膜进入腹腔，直视下将导管末端放入盆腔。测试排液功能后撤出腹腔镜，妥善缝合各处手术切口，再将导管经皮下隧道和外口穿出固定。

三、经皮穿刺置管术

经皮穿刺腹膜透析置管术是近年来逐渐受到推广的一种微创置管手术，以 Seldinger 经皮穿刺置管术为代表，具备手术创伤小、手术时间短、操作便捷、术后恢复快等特点，尤其适用于紧急床旁置管或手术耐受差的人群。但由于这种术式存在腹腔内脏器损伤风险、渗漏液风险，且对操作者技术要求较高，目前建议有丰富外科切开法经验的中心开展此项手术。

（1）术前评估及术前准备基本同切开法。

（2）在标记手术切口处纵行做切口，分离皮下组织至腹直肌前鞘后，在超声引导下将穿刺针斜45°向盆腔穿刺，经腹直肌前鞘、腹直肌、腹直肌后鞘及腹膜逐层穿刺进入腹腔，有落空感或经液体注入确认负压后沿穿刺针置入软导丝，退出穿刺针，沿导丝送入带撕脱鞘的引导针。引导针有突破感后继续探入腹腔内 3~4 cm，一边退出硬质针芯一边继续送入撕脱鞘直至针芯完整退出。沿撕脱鞘腔道置入导管，撕开撕脱鞘，确保深部 cuff 位于腹腔外腹直肌内。测试排液功能，必要时可用硬质导丝再次调整直至出液满意。将导管经皮下隧道和外口穿出固定，妥善缝合手术切口。

第五节　腹膜透析的换液操作

一、手动操作的换液

（1）查对患者床号、姓名，告知患者治疗目的，评估患者神志、配合程度，测量生命体征并记录。

（2）检查腹膜透析液包装完整及密闭性，确认规格型号及葡萄糖浓度，确认腹膜透析溶液充分加热。

（3）做好手部消毒，拆开腹膜透析溶液外包装，悬挂于患者床旁。分解引流袋和 Y 型管路，确保管路无打结弯折。

（4）连接腹膜透析溶液管路，进行排气和溶液冲洗。使用 100 mL 左右溶液冲洗完管路后夹闭进液管路，打开腹膜透析管路开关，引流腹腔废液。

（5）引流完毕后关闭管路开关，夹闭引流管路，再次打开管路开关，将新鲜的腹膜透析溶液输注入腹腔内。

（6）完成输注后关闭管路开关，同时夹闭引流及进液管路以免废液污染，断开管路连接，以碘液保护帽覆盖导管头部，确保拧紧。

（7）处理废液。

二、APD 的操作流程

（1）查对患者床号、姓名，告知患者治疗目的，评估患者神志、配合程度，测量生命体征并记录。

（2）检查腹膜透析液包装完整及密闭性，确认规格型号及葡萄糖浓度。

（3）做好手部消毒，拆开腹膜透析溶液外包装，按照仪器要求连接安装管路及腹膜透析溶液，确保管路无打结弯折。

（4）连接腹膜透析溶液管路，进行排气和溶液冲洗。

（5）依据治疗处方设置循环周期、存腹时间、每循环入液量等参数，开始治疗。

（6）治疗结束后记录各项治疗参数，完成治疗记录单。

第六节　并发症及处理

一、置管术中并发症

1. 导管未进入腹腔

常见于经皮穿刺置管术中，如穿刺针未能成功进入腹腔，则导管也无法进入腹腔。排液测试可观察到透析液流入流出是否通畅。如出现流出不畅，应尽可能排尽透析液，撤除导管并重新置管。

2. 出　血

透析溶液排出时呈淡粉红色至深红色，提示腹腔内出血。可能是因为手术操作中损伤了腹壁、网膜或肠系膜血管，一般出血可在低温透析溶液冲洗后逐渐停止，严重出血可导致管路血栓形成、血压下降乃至休克，需急诊开腹手术处理。值得注意的是，在出血量不大的情况下，保护管路不被血凝块堵塞更为重要，因此腹膜透析溶液中需加入肝素等抗凝药物，并在停止冲洗的间隔时间里使用尿激酶封管。

术后还有可能出现手术切口或皮下隧道出血，按照治疗外科出血给予按压、填塞常规处理即可。

3. 膀胱或肠道损伤

肠粘连、未排空的膀胱及经皮穿刺置管术式均可增加脏器损伤的风险。不明原因的多尿和糖尿提示导管进入膀胱，透析液中出现食物残渣或粪渣提示胃肠道穿孔，出现以上情况需立即拔除导管并应用抗生素，必要时行开腹探查手术。

二、置管术后相关并发症

1. 机械并发症

（1）管周渗漏：早期出现管周渗漏与置管技术及透析时间、腹壁组织强度密切相关，可通过葡萄糖试验来确定渗漏液体是否为腹膜透析溶液。如患者病情允许，在置管后推迟 10~14 天启动透析治疗可明显降低其发生率。迟发的管周渗漏往往由管周疝引起，或存在隐匿的通道感染。少部分患者因外伤、错误操作导致。

管周渗漏将增加腹膜炎和隧道感染的风险，因此出现渗漏时应及时处理渗漏点，必要时停止透析，同时预防性使用抗生素。持续漏液需排除管路受损可能，必要时更换导管。

（2）灌注痛：指在透析液开始注入时发生的疼痛，常常发生在刚开始行腹膜透析治疗的患者。表现为小腹坠痛、膀胱或直肠刺激征、腰背疼痛、肩部抽痛等，一般持续过程较短，开始规律透析后数周内逐渐缓解至消失。可通过在透析溶液中添加利多卡因、降低初始进液速度帮助患者度过适应阶段。

持续存在的灌注痛可能与腹膜透析溶液中的乳酸缓冲液（pH 为5.2~5.5）有关，可通过更换为碳酸缓冲液透析液（pH 为 7.0~7.4）进行改善。

部分疼痛持续存在，且无法通过调整透析液成分缓解的患者，可能是导管头进入了较为狭窄的组织位置增加的喷射效应，必要时行开腹手术或在腔镜下进行调整。

（3）排液不畅：排液不畅是指排液量远远少于注入量，或虽能达到注入量但需持续引流较长时间，多见于导管置入术后不久，也可发生在腹膜炎期间或其后。术后出现的排液不畅多是由于导管头未被置于合适位置，或新置导管刺激网膜被其包裹牵拉所致。其他时间出现的排液不畅往往和纤维素堵塞、便秘等相关，少部分可因外伤或错误操作引起。治疗方法主要包括以下几种。

● 治疗便秘和尿潴留：扩张的直肠或乙状结肠可能堵塞导管侧孔或将导管挤压至其他位置造成流出不畅，尿潴留可导致同样的后果但不常见。及时纠正便秘可使一半左右的导管恢复排液功能。对于长期便秘的患者，可给予针灸、中药保留灌肠、中药间断结肠透析等治疗。

●导管扭结：肠道过度运动或置管时穿越肠袢可能导致导管扭结，腹部平片可协助诊断。临床上常可用腹膜透析溶液加压冲击帮助导管恢复正常形态。

●纤维蛋白堵塞：未定期排放腹膜透析溶液或长期停止腹膜透析溶液交换、腹膜炎期间、女性患者月经期间或各种原因导致的腹腔出血均可形成纤维蛋白凝块，因此对于存在上述情况的患者应在排除禁忌后预防性使用肝素加入腹膜透析溶液。如纤维蛋白堵塞已经形成，则需应用溶栓剂 [组织型纤溶酶原激活物（t-PA）] 治疗。

●网膜包裹：如果前述几种方案均效果不佳，并逐渐出现入液困难，则很有可能是网膜贴附或包裹，致使组织堵塞导管。这种情况常规内科方法往往不能奏效，目前常用的处理方法是外科切开网膜松解手术或腹腔镜下调整。

（4）管路脱出：浅部 cuff 脱出多是由于 cuff 放置的位置距离外口过近，或患者皮下脂肪厚度明显变薄导致。脱出的 cuff 可能成为出口周围细菌的繁殖基地，并因其失去了防御作用，使得隧道炎的发生概率显著增加。浅部 cuff 脱出后导管所受的牵拉和重力作用会直接传导至深部 cuff，可导致本来肌肉组织就薄弱的患者深部 cuff 脱出的风险升高，因此建议发生此情形时及时更换导管，并对皮下脂肪较厚的患者提前做好预留。

2. 导管感染

（1）外口和隧道感染：外口感染的常见症状是局部皮肤发红、肿胀、皮面温度升高并有触痛，挤压外口可见脓性分泌物。如出现隧道感染，症状可沿隧道走行区表现。如隧道感染未侵及深部 cuff，可在不松解导管和不中断透析的情况下进行针对性治疗，如局部或全身应用抗生素，及时切开去除感染组织并充分引流。

（2）导管感染相关性腹膜炎：如隧道感染已进展至深部 cuff，可能导致反复发作的腹膜炎。最佳治疗方案是拔除腹膜透析导管，并在抗生素治疗 4~6 周后再次评估能否进行新的腹膜透析置管手术。

（3）腹膜透析相关性腹膜炎：腹膜透析相关性腹膜炎的常用治疗方法为腹腔内给药，给药间隔取决于药物半衰期、残余肾功能和肾外代谢清除。由于大多数典型的腹膜透析处方可实现的尿素清除率较低，且大多数药物的分子量比尿素大，因此药物清除率可能低至5~7.5 mL/min，甚至更低。部分药物经腹腔给药治疗腹膜透析相关性腹膜炎的剂量如表 11-1 所示。

表 11-1　经腹腔给药抗生素推荐剂量

抗生素	间歇给药	持续给药（每次给药）
氨基糖苷类		
阿米卡星	2 mg/（kg·d）	LD 25 mg/L，MD 12 mg/L
庆大霉素	0.6 mg/（kg·d）	LD 8 mg/L，MD 4 mg/L
奈替米星	0.6 mg/（kg·d）	MD 10 mg/L
妥布霉素	0.6 mg/（kg·d）	LD 3 mg/kg，MD 0.3 mg/kg
头孢类		
头孢唑林	15~20 mg/（kg·d）	LD 500 mg/L，MD 125 mg/L
头孢他啶	1000~1500 mg/d	LD 500 mg/L，MD 125 mg /L
头孢哌酮	ND	LD 500 mg/L，MD 62.5~125 mg/L
头孢噻肟	500~1000 mg/d	ND
头孢曲松	1000 mg/d	ND
青霉素类		
青霉素 G	ND	LD 50 000 U/L，MD 25 000 U/L
阿莫西林	ND	MD 150 mg/L
氨苄西林	ND	MD 125 mg/L
氨苄西林/舒巴坦	2 g 或 1 g，1 次/12 h	LD 750~1000 mg/L，MD 100 mg/L
哌拉西林/他唑巴坦	ND	LD 4 g/0.5 g，MD 1 g/0.125 g
其他抗生素		
氨曲南	2 g/d	LD 1 g/L，MD 0.25 g/L
环丙沙星	ND	MD 50 mg/L
克林霉素	ND	MD 60 mg（每袋）

抗生素	间歇给药	持续给药（每次给药）
达托霉素	ND	LD 100 mg/L，MD 20 mg/L
亚胺培南 / 西司他丁	500 mg，隔袋	LD 250 mg/L，MD 50 mg/L
氧氟沙星	ND	LD 200 mg/L，MD 25 mg/L
多黏菌素 B	ND	MD 300 000 U/30 mg（每袋）
美罗培南	1g /d	ND
替考拉宁	15 mg/kg，1 次 /5 d	LD 400 mg（每袋），MD 20 mg（每袋）
万古霉素	15~30 mg/kg，1 次 /3~5 d	LD 30 mg/kg, MD 1.5 mg/kg/每袋）
抗真菌药物		
氟康唑	200 mg，1 次 /1~2 d	ND
伏立康唑	2.5 mg/（kg·d）	ND

LD：负荷剂量；MD：维持剂量；ND：无研究数据

第七节　儿童腹膜透析

　　由于 PD 技术简单、操作方便,已成为儿童肾替代治疗的主要方法。尽管对该人群的研究较成人少,但理论上对清除率、动态模型和透析充分性的考虑同样适用于儿童血液净化。儿童腹膜对于中小分子物质的通透性与成人相似,但体重较小的儿童患者,腹膜表面积与单位体重比可达成人数倍,且腹膜毛细血管硬化程度远小于成人,因此往往能够获得较好的超滤效果。与成人 PD 相比,儿童,尤其是体重 15 kg 以下的低龄儿童或婴幼儿 PD 在管路选择、手术部位标记、治疗模式等许多方面不能简单套用成人治疗策略。

一、腹膜透析装置

　　目前国内医疗市场缺乏专为 15 kg 以下低龄儿童,尤其是婴儿设计生产的腹膜透析管路和透析溶液。编者组在临床工作中积累了一定的儿童腹膜透析管路使用经验,紧急情况下使用生物相容性好的软性硅胶管，如儿童导尿管、儿童胃管作为急诊床旁腹膜透析治疗的替代品，也可使用中心静脉单腔管。有三向开关的输液连接管可模拟 Y 型输液器用来连接导管和腹膜透析液。急诊腹膜透析疗程往往较短，而儿童腹壁较薄，因此 cuff 并不成为必要的功能结构。

儿童腹膜透析时可使用成人透析溶液进行常规治疗，体积交换目标为婴儿 30~50 mL/kg 和儿童 1100 mL/m^2，但在临床实际应用中经常会限制交换体积，一般为目标体积的 50% 甚至更少。

APD 是否适用则取决于儿童体重及由其决定的目标交换体积。目前市售的 APD 机器往往在最小设定循环液量和误差液量上难以满足低体重儿童的治疗需求，但在 15 kg 以上儿童 PD 患者中，APD 治疗模式则应成为首选。

二、管路置入方式

儿童管路置入点需根据具体使用的导管，由有经验的医生床旁确定，而避免简单使用肚脐、耻骨联合或髂前上棘体表标志确定。

15 kg 以上儿童可采用手术切开或腹腔镜法置入管路，手术方式同成人，麻醉方式均为全身麻醉。

婴幼儿及低龄儿童推荐经皮穿刺置管术，可在镇静下局部麻醉进行。

三、并发症及处理

1. 管周渗漏

因腹壁薄，使用无 cuff 管路，紧急置管未建立皮下隧道等原因，儿童 PD 的管周渗漏发生风险显著高于成人，而发生管周渗漏后继发腹膜透析相关性腹膜炎的风险也同时升高，因此建议在置管后予以目标治疗体积的一半或更少的治疗体积，并密切观察渗漏情况，对于是否预防性腹腔应用抗生素目前尚无确切结论。

2. 网膜包裹

儿童大网膜相对较长，常常造成大网膜包裹透析导管或使管路扭曲移位，因此有专家建议在术中对网膜较长的患儿进行部分切除。

3. 脱水及代谢紊乱

由于婴幼儿腹膜的超滤能力较强，使用高浓度葡萄糖透析液或短程留腹可能导致超滤过多，因此需要密切监控并动态评估体积消耗，必要时应用肠外或肠内液体来纠正。

葡萄糖透析溶液的应用可能导致高血糖、血脂异常、胰岛素抵抗并增加氧化应激，对于有相关疾病或家族遗传病史的患儿应避免使用。

4. 腹膜透析相关性腹膜炎

儿童较成人有更高的腹膜炎发生率，有研究证实去除鼻金黄色葡萄球菌携带不能使儿童切口感染和腹膜炎发生降低，常见腹腔用药剂量及给药方法见表 11–2。

表 11–2　儿童经腹腔 / 全身给药抗生素剂量推荐

抗生素	持续给药		间歇给药
	负荷量	维持量	
氨基糖苷类			
阿米卡星	25 mg/L	12 mg/L	
庆大霉素	8 mg/L	4 mg/L	
奈替米星	8 mg/L	4 mg/L	无尿：0.6 mg/kg
妥布霉素	8 mg/L	12 mg/L	有尿：0.75 mg/kg
头孢类			
头孢唑林	500 mg/L	125 mg/L	20 mg/kg
头孢他啶	500 mg/L	125 mg/L	20 mg/kg
头孢吡肟	500 mg/L	125 mg/L	15 mg/kg
头孢噻肟	500 mg/L	250 mg/L	30 mg/kg
青霉素类			
氨苄西林	ND	125 mg/L	
糖肽类			
万古霉素	1000 mg/L	25 mg/L	首次剂量 30 mg/kg；重复剂量 15 mg/kg，每 3~5 天

续表

抗生素	持续给药		间歇给药
	负荷量	维持量	
环丙沙星	50 mg/L	25 mg/L	
氨曲南	1000 mg/L	250 mg/L	
克林霉素	300 mg/L	150 mg/L	
亚胺培南/西司他丁	250 mg/L	50 mg/L	
利奈唑胺（口服）	<5 岁，每日 30 mg/kg 分 3 次；5~11 岁，每日 20 mg/kg 分 2 次；≥12 岁，每次 600 mg，每日 2 次		
氟康唑（静脉注射、口服）	6~12 mg/kg，每 24~48 h（最大剂量不超过 400 mg/d）		
卡泊芬净（静脉注射）	第 1 天 70 mg/m²（最大剂量不超过 70 mg/d），维持每日 50 mg/m²（最大剂量不超过 70 mg/d）		

ND：无研究数据

参考文献

[1] 陈香美. 血液净化标准操作规程（2021 版）[M]. 北京：人民卫生出版社，2021

[2] 付平. 连续性肾脏替代治疗 [M]. 北京：人民卫生出版社，2016.

[3] 中华医学会肾脏病学分会专家组. 连续性肾脏替代治疗的抗凝管理指南 [J]. 中华肾脏病杂志，2022，38（11）：1016-1024.

[4] 中华医学会儿科学分会新生儿学组. 连续性血液净化治疗新生儿急性肾损伤专家共识 [J]. 中华儿科杂志，2021，59（4）：264-269.

[5] 中国重症血液净化协作组. 重症血液净化血管通路的建立与应用中国专家共识（2023）[J]. 中华医学杂志，2023，103（17）：1280-1295.

[6]《陕西省卫生健康委办公室关于印发陕西省限制类技术目录（2024 年版）的通知》（陕卫办医发〔2024〕14 号）.

[7] 丁小强，毛永辉. 甲磺酸萘莫司他的血液净化抗凝应用专家共识 [J/OL]. 上海医学，1-35[2024-05-08].

[8]《连续肾脏替代治疗装置性能技术指标检测与控制标准》，中华人民共和国卫生行业标准 WS/T836-2024.

[9] Tseng J, Halbert RJ, Alban RF. Association of Standardization of Continuous Renal Replacement Therapy and High-Value Care：An Evidence-Based Approach. JAMA Intern Med，2018，178（4）：572-573.

[10] Richardson A, Whatmore J. Nursing essential principles：continuous renal replacement therapy. Nurs Crit Care，2015，20（1）：8-15.

[11] Morgan D, Ho K, Louw J. A randomized trial of catheters of different lengths to achieve right atrium versus superior vena cava placement for continuous renal replacement therapy. Am J Kidney Dis，2012，60（2）：272-279.

[12] Benichou N, Lebbah S, Gaudry S. Vascular access for renal replacement therapy among 459 critically ill patients：a pragmatic analysis of the randomized AKIKI trial. Ann Intensive Care，2021，11（1）：56.

[13] Juncos LA, Chandrashekar K, Baldwin I. Vascular access, membranes and circuit for CRRT. Semin Dial，2021，34（6）：406-415.

[14] Crosswell A, Brain MJ, Roodenburg O. Vascular access site influences circuit life in continuous renal replacement therapy. Crit Care Resusc，2014，16（2）：127-130.

[15] Lookstein RA, Haruguchi H, Holden A//PACT AV Access Investigators. Drug-Coated Balloons for Dysfunctional Dialysis Arteriovenous Fistulas. N Engl J Med，2020，383（8）：733-742.

[16] Vijayan A. Vascular access for continuous renal replacement therapy. Semin Dial, 2009, 22（2）: 133-136.

[17] Zarbock A, Küllmar M, Meersch M, et al. Effect of Regional Citrate Anticoagulation vs Systemic Heparin Anticoagulation During Continuous Kidney Replacement Therapy on Dialysis Filter Life Span and Mortality Among Critically Ill Patients With Acute Kidney Injury: A Randomized Clinical Trial. JAMA, 2020, 324（16）: 1629-1639.

[18] Oudemans-van Straaten HM, Wester JPJ, Schetz MRC. Anticoagulation strategies in continuous renal replacement therapy: can the choice be evidence based? Intensive Care Med, 2006, 32（2）: 188-202.

[19] Zhang Z, Hongying N. Efficacy and safety of regional citrate anticoagulation in critically ill patients undergoing continuous renal replacement therapy. Intensive Care Med, 2012, 38（1）: 20-28.

[20] Fuiano G, Di Filippo S, Mazza G, et al. Linee Guida sulla Dialisi. Il trattamento sostitutivo della Insufficienza Renale Acuta nel paziente critico [Guidelines for dialysis. Replacement therapy for acute renal failure in critically ill patients]. G Ital Nefrol, 2004, 21 Suppl 28: S1-10. Italian.

[21] Zhou Z, Liu C, Fu P. Anticoagulation options for continuous renal replacement therapy in critically ill patients: a systematic review and network meta-analysis of randomized controlled trials. Crit Care, 2023, 27（1）: 222.

[22] Legrand M, Tolwani A. Anticoagulation strategies in continuous renal replacement therapy. Semin Dial, 2021 Nov, 34（6）: 416-422.

[23] Kovvuru K, Velez JCQ. Complications associated with continuous renal replacement therapy. Semin Dial, 2021, 34（6）: 489-494.

[24] Ronco C, Bellomo R, La Greca G. Effects of different doses in continuous veno-venous haemofiltration on outcomes of acute renal failure: a prospective randomised trial. Lancet, 2000, 356（9223）: 26-30.

[25] Shumak KH, Rock GA. Therapeutic plasma exchange. N Engl J Med, 1984, 310（12）: 762-771.

[26] Odish MF, Garimella PS, Pollema T. Using Cardiohelp, Quadrox, and Nautilus Extracorporeal Membrane Oxygenators as Vascular Access for Hemodialysis, Continuous Renal Replacement Therapy, and Plasmapheresis: A Brief Technical Report. ASAIO J, 2023, 69（11）: e455-e459.

[27] Wu S, Yue P, Ye Q. Hemoperfusion Adsorbents for Removal of Common Toxins in Liver and Kidney Failure: Recent Progress, Challenges, and Prospects. Adv Mater, 2023,e2305152.

[28] Stoffel W, Borberg H, Greve V. Application of specific extracorporeal removal of low density lipoprotein in familial hypercholesterolaemia. Lancet, 1981, 2 (8254): 1005–1007.

[29] Kjaergard LL, Liu J, Gluud C. Artificial and bioartificial support systems for acute and acute-on-chronic liver failure: a systematic review. JAMA, 2003, 289 (2): 217–222.

[30] Hites M, Dell'Anna AM, Taccone FS. The challenges of multiple organ dysfunction syndrome and extra-corporeal circuits for drug delivery in critically ill patients. Adv Drug Deliv Rev, 2014, 77: 12–21.

[31] Santiago MJ, López-Herce J, Bellón JM. Clinical course and mortality risk factors in critically ill children requiring continuous renal replacement therapy. Intensive Care Med, 2010, 36 (5): 843–849.

[32] Maclaren G, Butt W. Controversies in paediatric continuous renal replacement therapy. Intensive Care Med, 2009, 35 (4): 596–602.

[33] Ronco C, Ricci Z. Pediatric continuous renal replacement: 20 years later. Intensive Care Med, 2015, 41 (6): 985–993.

[34] John JC, Taha S, Bunchman TE. Basics of continuous renal replacement therapy in pediatrics. Kidney Res Clin Pract, 2019, 38 (4): 455–461.

[35] Totapally A, Bridges BC, Zivick EE. Managing the kidney-The role of continuous renal replacement therapy in neonatal and pediatric ECMO. Semin Pediatr Surg, 2023, 32 (4): 151332.

[36] Rewa O, Villeneuve PM, Bagshaw SM. Quality indicators in continuous renal replacement therapy (CRRT) care in critically ill patients: protocol for a systematic review. Syst Rev, 2015, 4: 102.

[37] Gokal R, Mallick NP. Peritoneal dialysis. Lancet, 1999, 353 (9155): 823–828.

[38] Pravoverov LV, Zheng S, Go AS. Trends Associated With Large-scale Expansion of Peritoneal Dialysis Within an Integrated Care Delivery Model. JAMA Intern Med, 2019, 179 (11): 1537–1542.

[39] Bello AK, Okpechi IG, Johnson DW. Epidemiology of peritoneal dialysis outcomes. Nat Rev Nephrol, 2022, 8 (12): 779–793.

附　录

连续性肾脏替代治疗（CRRT）知情同意书

患者姓名		性别		年龄		床号		病案号	

疾病介绍和治疗建议：

医生已告知我患有＿＿＿＿＿＿＿＿，需要进行连续性肾脏替代治疗。

连续性肾脏替代治疗（continuous renal replacement therapy, CRRT）是通过连续、缓慢清除水分和溶质，以替代受损肾脏功能的一种血液净化疗法。目前该治疗手段已在合并急、慢性肾衰竭的重症患者和各种临床上常见危重病例的救治过程中广泛应用。

应用连续性肾脏替代治疗的目的在于：

（1）清除毒素，纠正水、电解质及酸碱平衡紊乱。

（2）为进一步的治疗创造条件。

与普通血液净化治疗相比，连续性肾脏替代治疗的突出优点体现如下。

（1）稳定性好：对全身血流动力学影响小，可清除大量液体而保持最小的血流动力学变化。

（2）连续性：能连续恒定地维持和调节水、电解质及酸碱平衡，模拟生理肾的滤过，为临床进行高能营养治疗提供可能性。

（3）弥散和对流可同时进行，尿毒症的中、小分子量毒素可同时得到清除。

（4）方便：可在危重患者床旁进行。

治疗潜在风险和对策

医生告知我连续性肾脏替代治疗可能发生如下的风险，有些不常见的风险可能没有在此列出，具体的治疗方案根据不同患者的情况有所不同，医生告诉我可与我的医生讨论有关我治疗的具体内容，如果我有特殊的问题可与我的医生讨论。

1. 我理解任何所用药物都可能产生副作用，包括轻度的恶心、皮疹等症状到严重的过敏性休克，甚至危及生命。

2. 我理解此治疗手段可能出现的风险及并发症：

（1）治疗过程中因抗凝导致出血或加重原有出血倾向，发生脑出血、消化道出血、穿刺或手术部位出血等。

（2）该项治疗可能影响心血管系统稳定性，导致血压下降，心律失常，加重原有心脏病。

（3）可能会并发感染或使原有感染播散。

（4）我可能会出现对透析器的过敏反应。

（5）个别患者会出现肌肉疼挛、头痛，严重者癫痫发作。

（6）治疗过程中可能出现管路及滤器凝血，造成失血。

（7）治疗过程中可能因患者无法耐受而必须中断治疗。

3. 我理解如果我患有高血压、心脏病、糖尿病、肝功能不全、血液系统疾病、出凝血功能障碍、肿瘤性疾病及感染等疾病时，以上这些风险可能会加大，或者在治疗中或治疗后出现相关的病情加重或心脑血管意外，甚至死亡。

4. 我理解治疗后如果我的体位不当或不遵医嘱，可能影响治疗效果。

特殊风险或主要高危因素：

我理解根据我个人的病情，我可能出现以下特殊并发症或风险：

_____

一旦发生上述风险和意外，医生会采取积极应对措施。

患者知情选择：

1. 我的医生已经告知我将要进行的治疗方式、此次治疗及治疗后可能发生的并发症和风险、可能存在的其他治疗方法并且解答了我关于此次治疗的相关问题。

2. 我同意在治疗中医生可以根据我的病情对预定的治疗方案做出调整。

3. 我理解我的治疗需要多位医生共同进行。

4. 我并未得到治疗百分之百成功的许诺。

5. 我授权医生对治疗切除的病变器官、组织或标本进行处置，包括病理学检查、细胞学检查和医疗废物处理等。

患者 / 家属签名：　　　　　　　　　　　签名日期：　　年　　月　　日

如果患者无法签署知情同意书，请其授权的亲属在此签名

患者授权亲属签名：　　　与患者关系：　　　签名日期：　　年　　月　　日

医生陈述：

我已经告知患者将要进行的治疗方式、此次治疗及治疗后可能发生的并发症和风险、可能存在的其他治疗方法并且解答了患者关于此次治疗的相关问题。

医生签名：　　　　　　　　　　　　　签名日期：　　年　　月　　日

无肝素（枸橼酸）血液净化治疗风险知情同意书

患者姓名		性别		年龄		床号		病案号	
诊断									

　　患者因患＿＿＿＿＿＿＿需进行血液净化治疗。

　　由于患者因凝血功能异常或身体某脏器出血或手术等原因，需进行无肝素（枸橼酸）血液净化治疗，此方式治疗的目的以及可能存在的风险如下：

　　1. 尿毒症（包括急性或慢性肾功能衰竭）、急性中毒以及其他重症需血液净化的患者，由于凝血功能较差，应用肝素透析可引起出血，使贫血加重。

　　2. 使用枸橼酸透析，可能出现枸橼酸中毒、加重肝功能异常及组织缺氧等。

　　3. 可能出现管路凝血，血液无法回流入血管，使血液丢失，贫血加重。

　　4. 透析过程中，由于透析器、管路或两者同时因血凝块堵塞，使透析无法进行，需终止透析。

　　5. 透析中及透析后出现透析失衡综合征，如呕吐、头痛、头晕等症状。

　　6. 用盐水冲洗管路及透析器，超滤量过大，可能造成脱水不够，不能达到干体重。

　　7. 由于脱水不够，无法纠正血压升高，或心力衰竭。

　　8. 透析器、管路有小血栓形成，随血路进入血液循环，引起肺栓塞、脑栓塞、心血管栓塞等并发症。

　　9. 透析器、管路凝血堵塞，不能复用，需重新换新的透析器、管路，增加患者费用。

医生签字：
年　　月　　日

姓名		性别		年龄		与患者关系	

患者/家属意见：

　　1. 对医生介绍情况已经了解。

　　2. 对告知的医疗风险表示理解和谅解。

　　3. 已接受医疗风险的告知并要求接受上述治疗。

患者/家属签名：
年　　月　　日

经皮选择性中心静脉置管术知情同意书

患者姓名		性别		年龄		病案号	

　　根据患者目前病情，需要行经皮选择性股/颈内静脉置管术，以进行连续性血液净化治疗（包括：CRRT、血浆置换、血液灌流、免疫吸附等）。在置管术中、后可能发生以下情况（包括但不限于下述情况），特在术前进行告知：

　　1. 局部麻醉药过敏，药物毒性反应及其他麻醉意外。

　　2. 局部穿刺点感染或全身感染。

　　3. 穿刺部位出血、渗血，局部血肿；大量出血可引起低血压、休克，甚至危及生命。

　　4. 损伤周围血管、组织、神经，引起血肿、疼痛等症状，颈内静脉置管可能发生局部血肿，甚至压迫气管，严重时可引起窒息；穿透纵隔、空气栓塞、血气胸，必要时需要手术治疗，严重者危及生命。

　　5. 皮下气肿，局部组织、神经及淋巴管损伤。

　　6. 置管术中、术后突发脑血管意外、心律失常、心肌梗死等，严重时危及生命。

　　7. 术后中心静脉发生感染、栓塞。

　　8. 静脉导丝、导管脱落、折断。

　　9. 穿刺失败及其他不可预知的意外。

　　10. 患者在意识不清情况下可能自行拔管，导致大出血并危及生命。

　　我们以高度的责任心，严格按照医疗工作制度及操作常规进行操作。由于目前医疗技术的局限性和疾病的复杂性，尚不能绝对避免上述医疗意外及并发症，如发生以上情况，各级医生会积极处理，但不能确保救治完全成功，所有的不良后果和产生的费用由患者承担。如果患者或家属对上述情况充分理解并同意行上述操作，并谅解意外，请履行签名手续。

医生签名：　　　年　　月　　日

姓名		性别		年龄		与患者关系	

患者/家属意见：

　　1. 对医生介绍情况已经了解。

　　2. 对手术危险性及可能发生的意外表示理解和谅解。

　　3. 同意手术。如发生上述情况请院方积极处理。

患者/家属签名：　　　年　　月　　日

连续性血液净化治疗记录单

姓名：	年龄：	性别：	治疗日期：

诊断：□急性肾衰竭　□慢性肾衰竭　□其他：

□乙肝　□丙肝　□其他　□血液传染性疾病：

治疗次数：　干体重：＿＿＿＿＿＿＿＿kg　　透析前体重：＿＿＿＿＿＿＿kg
第＿＿＿次　透析脱水量：＿＿＿＿＿＿＿mL/h　透析后体重：＿＿＿＿＿＿＿kg

<table>
<tr><td rowspan="3">治疗前</td><td>症　状</td><td>□恶心　　　　□呕吐　　　　□纳差
□黑便　　　　□牙龈出血　　□皮肤瘀点瘀斑
□胸闷　　　　□气短　　　　□心前区疼痛
□咳嗽　　　　□头晕　　　　□头痛
□骨关节痛　　□尿量　　　　□其他：</td></tr>
<tr><td>体　征</td><td>神志：
贫血貌：
颜面浮肿：
肺：
心脏：
腹部：肝　　脾　　腹水症
双下肢浮肿：□有（□轻度/□中度/□重度）
□无
其他：</td></tr>
<tr><td>实验室检查</td><td>血红蛋白浓度：＿＿＿＿＿＿＿＿g/L
血小板：＿＿＿＿＿＿＿＿×10⁹/L
凝血系列：□正常　□异常</td></tr>
<tr><td rowspan="5">CRRT方案</td><td>CRRT机器类型</td><td>□健帆　□旭化成　□金宝　□其他：</td></tr>
<tr><td>治疗方式</td><td>□CHF　□CHDF　□CHD　□HP
□其他：　　　　　　前/后稀释</td></tr>
<tr><td>血管通路类型</td><td>□动静脉内瘘　□颈/股静脉置管
□颈/股静脉半永久置管　□人造血管</td></tr>
<tr><td>血滤器型号</td><td>□ABH-18F　□ACF-180W　□其他：</td></tr>
<tr><td>抗凝方式</td><td>□4%枸橼酸钠　A端＿＿＿＿＿mL/h
　　　　　　　　V端＿＿＿＿＿mL/h
□低分子肝素＿＿＿＿＿
□肝素钠＿＿＿＿＿　　　　□无肝素＿＿＿＿</td></tr>
</table>

CRRT 方案	血流量：_____mL/min　治疗时间：_____h 置换液流量：_____L/h　凝血等级 / 部位：	
	治疗方案	A 液：置换液 4L+10% 氯化钾_____mL 　　　　　　　　　　　　　　　_____L/h B 液：5% 碳酸氢钠_____mL/h 泵入 　　　　10% 葡萄糖酸钙_____mL/h 泵入 上机后查血气：

时　间	
抗凝剂 RCA/LMWH	
血流量（mL/min）	
PV（mmHg）	
PBE/入口压（mmHg）	
TMP（mmHg）	
置换液（L）	
5% 碳酸氢钠（mL）	
血压（mmHg）	
脉搏（次 / 分）	
呼吸（次 / 分）	
脱水（mL）	
其　他	

病情变化及处理：

医生签名：　　　　　　护士签名：　　　　　　　　　　　第　　页